U0245774

图解 儿童康复治疗

THERAPY

主　编　肖　农　刘　玲

副主编　朱登纳　李海峰

人民卫生出版社
·北　京·

图书在版编目（CIP）数据

儿童康复治疗图解 / 肖农，刘玲主编 . —北京：
人民卫生出版社，2024.3
ISBN 978-7-117-35220-8

Ⅰ.①儿… Ⅱ.①肖…②刘… Ⅲ.①小儿疾病－康
复医学－图解 Ⅳ.①R720.9-64

中国国家版本馆 CIP 数据核字（2023）第 170086 号

人卫智网	**www.ipmph.com**	医学教育、学术、考试、健康、
		购书智慧智能综合服务平台
人卫官网	**www.pmph.com**	人卫官方资讯发布平台

儿童康复治疗图解

Ertong Kangfu Zhiliao Tujie

主　　编：肖 农 刘 玲
出版发行：人民卫生出版社（中继线 010-59780011）
地　　址：北京市朝阳区潘家园南里 19 号
邮　　编：100021
E - mail：pmph @ pmph.com
购书热线：010-59787592　010-59787584　010-65264830
印　　刷：北京瑞禾彩色印刷有限公司
经　　销：新华书店
开　　本：889 × 1194　1/32　印张：10
字　　数：259 千字
版　　次：2024 年 3 月第 1 版
印　　次：2024 年 3 月第 1 次印刷
标准书号：ISBN 978-7-117-35220-8
定　　价：89.00 元

打击盗版举报电话：010-59787491　E-mail：WQ @ pmph.com
质量问题联系电话：010-59787234　E-mail：zhiliang @ pmph.com
数字融合服务电话：4001118166　　E-mail：zengzhi @ pmph.com

编　者
（按姓氏笔画排序）

朱登纳（郑州大学第三附属医院）

刘　玲（重庆医科大学附属儿童医院）

苏春娅（郑州大学第三附属医院）

李海峰（浙江大学医学院附属儿童医院）

杨安琪（浙江大学医学院附属儿童医院）

肖　农（重庆医科大学附属儿童医院）

余永林（浙江大学医学院附属儿童医院）

张鹏鹏（重庆医科大学附属儿童医院）

陈　镇（郑州大学第三附属医院）

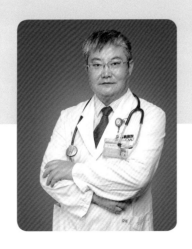

肖　农,二级教授,博士研究生导师。重庆医科大学附属儿童医院康复中心科主任。现任中国康复医学会常务理事,中华医学会儿科学分会康复学组组长,中国康复医学会康复评定专业委员会副主任委员,教育部学位与研究生教育发展中心评审专家,中国抗癫痫协会理事,中国康复医学会烧伤治疗与康复专业委员会常务委员,重庆市康复医学会理事长,重庆市康复医学会儿童康复专业委员会主任委员,中国康复医学会儿童康复专业委员会副主任委员,重庆市医学会物理医学与康复学分会副主任委员。

2004 年 6 月—2005 年 5 月获国家留学基金委资助赴德国慕尼黑市马克斯 - 普朗克研究所(Marx-Planck Institute)做神经免疫课题研究。担任科技部重点专项评审专家,《中华物理医学与康复杂志》《中国当代儿科杂志》《癫痫杂志》编委,《儿科药学杂志》常务编委。

主编简介

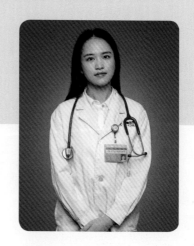

　　刘　玲,硕士研究生,重庆医科大学附属儿童医院康复科副主任医师。一直致力于儿童康复临床、教学及科研工作。现任中华医学会儿科学分会康复学组工作秘书,重庆市康复医学会儿童康复专业委员会委员,重庆市康复协会儿童脑损伤专业委员会委员,重庆市高压氧舱质量控制中心专家组成员。

　　从事儿童发育迟缓、脑性瘫痪、颅脑损伤、脊髓损伤及周围神经等疾病的诊断、康复评估和康复治疗等工作,擅长儿童吞咽障碍的评估与治疗、肉毒毒素注射等,发表多篇中英文核心期刊文章。

近十年来，我国儿童康复领域呈现出机构数量增加迅猛，服务质量提升较快，人才培养体系逐渐完善，跨领域、多学科、广覆盖的康复服务体系基本建立，各种康复诊断新理念和康复治疗新技术大量涌现这一令人高兴的局面，给广大患儿带来了希望，有力促进了社会进步。

但与此同时，在实际工作中我们也发现，许多基层儿童康复机构存在从业人员素质参差不齐，治疗方法不规范、不同质等问题。基层康复治疗师常感到难以全面掌握所有的康复治疗技术，而且在应用过程中，从文字到实操存在一些现实困难，迫切需要一本简要介绍目前常用的儿童康复治疗的图解手册，以便随时查阅和指导应用，达到切实指导实践的效果。

为快速缓解国内这种现状，我们组织相关专业人员编写了这本简单易学、实操性强的《儿童康复治疗图解》，旨在培养适应我国儿童康复全面发展，具有较高素质与能力，理论与实践相结合，能在各级儿童康复机构从事临床康复工作的实用型人才。

本书可读性很强，包含了最全、最新的，针对不同类型脑瘫患儿功能治疗、方案制订和康复计划实施等各方面的内容。不仅可以用来指导脑瘫患儿的治疗和治疗师的学术培训，还可作为日常临床实践的参考工具。

　　参与本书编写的作者都是来自临床一线的康复医师、治疗师，他们把日常工作中的体会和心得融入了本书的编写过程中，在此对他们的无私付出表示衷心的感谢。期望本书能够为我国儿童康复治疗工作的开展起到一定的促进作用。

　　本书出版之际，恳切希望广大读者在阅读过程中不吝赐教，欢迎发送邮件至邮箱 renweifuer@pmph.com，或扫描下方二维码，关注"人卫儿科学"，对我们的工作予以批评指正，以期再版修订时进一步完善，更好地为大家服务。

肖　农

2024 年 2 月于重庆

获取网络数字资源步骤说明

1 扫描封底红标二维码，获取图书"使用说明"。

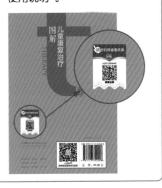

2 揭开红标，扫描绿标激活码，注册/登录人卫账号获取数字资源。

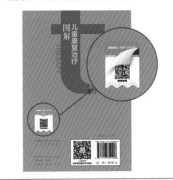

3 扫描书内二维码或封底绿标激活码随时查看数字资源。

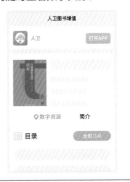

4 登录 zengzhi.ipmph.com 或下载应用体验更多功能和服务。

扫描下载应用

客户服务热线 400-111-8166

目 录

（以下视频需下载"人卫"APP，激活图书后观看，激活方法见目录前说明）

第一章

全面性发育迟缓／脑性瘫痪的康复治疗

第一节 概 述

一、全面性发育迟缓

(一) 定义

全面性发育迟缓(global developmental delay,GDD)是一种婴幼儿时期常见的早发性慢性神经系统疾病[1],是指 2 个及以上发育能区的能力显著落后于同龄儿,包括运动、语言、认知、社会交流、日常活动能力等多个方面。若不进行早期干预,5 岁以后多数发展成智力发育障碍。婴儿期出现明显的运动异常的患儿,如四肢僵硬、某个肢体不会动,或到了幼儿期运动发育迟缓仍无明显改善,可能存在终生运动异常。

(二) 治疗

全面性发育迟缓康复包括:运动治疗、作业治疗、语言治疗、中医推拿治疗、水疗、物理因子治疗、音乐治疗、马术治疗、心理治疗等。

二、脑性瘫痪

(一) 定义

脑性瘫痪是一组持续存在的中枢性运动和姿势发育障碍、活动受限综合征,这种综合征是由于发育中的胎儿或婴幼儿脑部非进行性损伤所致。脑性瘫痪的运动障碍常伴有感觉、知觉、认知、交流和行为障碍，以及癫痫和继发性肌肉、骨骼问题，临床分型为痉挛型四肢瘫、痉挛型双瘫、痉挛型偏瘫、不随意运动型、共济失调型、Worster-Drought 综合征混合型。

(二) 治疗

脑瘫患儿的治疗应以患儿为中心，应采取有趣、有吸引力、注重动机和注意力的综合措施，引导儿童自发地产生有规律的练习，调动其自发积极性以促进运动功能和身心全面发展。综合性康复治疗包括运动治疗、作业治疗、物理因子治疗、中医治疗、矫形器及辅助器具应用、言语语言治疗、药物治疗、手术治疗、医教结合治疗及家庭干预等方法[2]。

（余永林　杨安琪　尹宏伟）

第二节　运动治疗

运动治疗是指通过儿童的主动以及被动运动，改善儿童的肌肉力量，缓解肌张力，改善功能受限状况，提高功能能力。目前较常用的方法是头控训练、翻身训练、坐位训练、爬行训练、跪位训练、独站和行走训练、跑步训练、跳跃训练、异常姿势控制训练、肌肉牵伸训练、膀胱控制、直肠控制等。

一、头控训练

(一) 头控训练的目的

头部运动控制是一切运动发育的基础，运动神经发育是遵循着从头到脚的顺序，首先是头部，到躯干，再到四肢的顺序，若儿童不能获得良好的头部控制，将会影响儿童学习更高难度的运动功能的发育，头部出现异常运动会导致全身出现异常姿势。头部的控制是儿童发育过程中出现的第一个具有里程碑意义的大动作,加强对头部控制的训练在儿童训练过程中有着极其重要的作用。

(二) 头控训练的相关因素

良好的头控需要头颈部维持在中间位,俯卧位时可以使用上肢支撑住躯干,躯干头部矫正反射发育成熟,头颈前后伸展和左右侧屈的平衡保持,头颈部分离运动发育成熟,儿童还要有主动抬头的意识。影响头控发育的主要问题包括躯干头部肌肉异常紧张、原始反射残存与矫正反应缺如、头颈部的异常姿势及异常运动。

(三) 头控训练的方法

1. 仰卧位下方追视训练

起始体位:患儿仰卧位,治疗师位于其足侧。

操作:治疗师通过玩具吸引患儿,使其目光由上到下追视玩具(图 1-1)。

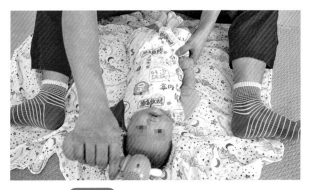

图 1-1　仰卧位下方追视训练

2. 仰卧位头前屈保持训练

起始体位:患儿仰卧位,治疗师位于其足侧。

操作:治疗师双手辅助患儿进行头前屈保持,同时通过玩具吸引患儿,使其头部保持前屈状态(图1-2)。

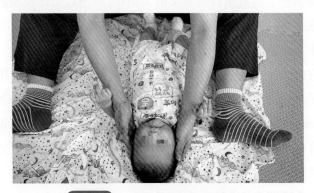

图 1-2　仰卧位头前屈保持训练

3. 俯卧位抬头训练

起始体位:患儿俯卧位,治疗师位于其足侧。

操作:治疗师双手辅助儿童进行双肘支撑,同时诱导儿童头部抬高(图1-3)。

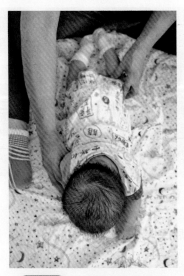

图 1-3　俯卧位抬头训练

4. 俯卧位头左右追视训练

起始体位：患儿俯卧位，抬头，双肘支撑。治疗师位于其足侧。

操作：治疗师通过玩具吸引患儿，使其目光由左到右、由右到左追视玩具（图 1-4）。

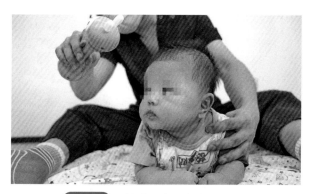

图 1-4　俯卧位头左右追视训练

5. 仰卧位头左右追视训练

起始体位：患儿仰卧位，治疗师位于其足侧。

操作：治疗师通过玩具吸引患儿，使其头部由左到右、由右到左追视玩具（图 1-5）。

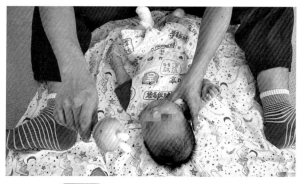

图 1-5　仰卧位头左右追视训练

6. 仰卧位头上下追视训练

起始体位：患儿仰卧位，抬头，双肘支撑。治疗师位于其足侧。

操作：治疗师通过玩具吸引患儿，使其头部由上到下、由下到上追视玩具（图 1-6）。

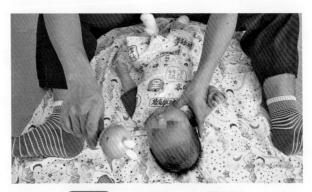

图 1-6　仰卧位头上下追视训练

7. 仰卧位头对角追视训练

起始体位：患儿仰卧位，抬头，双肘支撑。治疗师位于其足侧。

操作：治疗师通过玩具吸引患儿，使其头部由左上到右下、由右上到左下追视（图 1-7）。

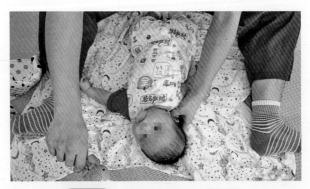

图 1-7　仰卧位头对角追视训练

8. 竖抱竖头训练

起始体位：治疗师取坐位，双手从患儿腋下穿过至前胸部控制其姿势。

操作：使患儿的头与躯干保持在一条延长线上，帮助其能够完成坐位、立位下的头部控制与保持（图 1-8）。

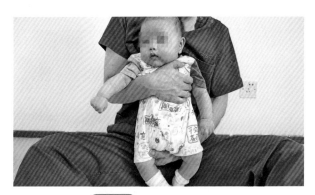

图 1-8　竖抱竖头训练

9. 辅助坐位竖头训练

起始体位：治疗师取坐位，患儿背坐于治疗师前方。

操作：治疗师双手辅助，一手从患儿腋下穿过至前胸部控制其姿势，另一只手扶住患儿头颈部，使患儿的头与躯干保持在一条延长线上，帮助其能够完成坐位头部控制与保持（图 1-9）。

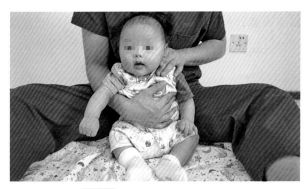

图 1-9　辅助坐位竖头训练

10. 巴氏球上竖头训练

起始体位：治疗师取坐位，患儿背坐于治疗师前方。

操作：患儿坐在巴氏球上，治疗师双手扶住其胸部，使其头与躯干保持在一条延长线上，帮助其能够完成坐位头部控制与保持(图 1-10)。

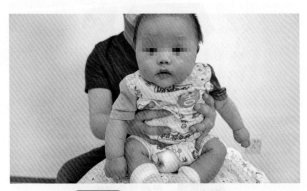

图 1-10   巴氏球上竖头训练

二、翻身训练

(一) 翻身训练的目的

儿童翻身是在生长发育过程中出现的正常动作，翻身运动标志着儿童运动能力的进一步提高，可以促进儿童躯干及四肢的发育，增加躯干四肢之间的协调性。翻身发育的年龄是 3~6 个月，其发展的顺序由仰卧位翻身到侧卧位，侧卧位翻到仰卧位再由仰卧位翻身到俯卧位，俯卧位翻身到仰卧位。

(二) 翻身训练的相关因素

儿童翻身需要具有肘支撑的能力，能够在俯卧位上进行躯干重心的左右转移，如一侧肘或手支撑时可以抬起另一侧上肢，同时能够有目的地玩耍，有翻身移动的目的与欲望，如用翻身的方式移动身体去取远处玩具等。正常小儿翻身的顺序归纳为以下两种：一种是从头部开始,首先回旋头部,随之肩胛带,继而骨盆回旋;另一种是从骨盆开始,首先回旋骨盆,随之肩胛带,继而头部回旋。阻碍翻身运动发育的因素包括头部躯干姿势紧张异常,肌张力高低,以上都会影响翻身运动的发育,另外,紧张性迷路反射的存在也影响翻身运动的发育,缺乏翻身的动机与欲望,即使小儿已具备翻身条件,因无欲望也可能不进行翻身运动。

(三) 翻身的训练方法

1. 仰卧位到侧卧位训练

起始体位:患儿仰卧位,四肢放松。治疗师位于其足侧。

操作:治疗师用玩具诱导患儿手部向中线移动,上肢带动肩胛带进行旋转,治疗师辅助患儿上肢或躯干,引导其到侧卧位(图 1-11)。

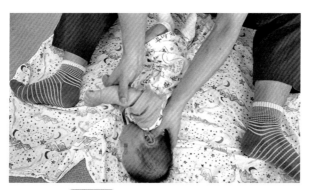

图 1-11　仰卧位到侧卧位训练

2. 侧卧位到俯卧位翻身训练

起始体位:患儿侧卧位,治疗师位于其足侧。

操作:治疗师一手转动患儿骨盆,带动躯干进行旋转,另一只手辅助患儿躯干,使其完成翻身动作。翻身过程中注意患儿上肢避免压在躯干下方(图 1-12)。

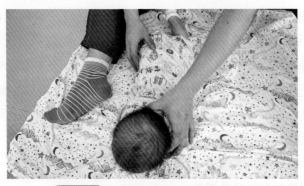

图 1-12　侧卧位到俯卧位翻身训练

3. 下肢启动翻身训练

起始体位：患儿仰卧位，治疗师位于其足侧。

操作：治疗师一手握住患儿一侧下肢，使下肢带动骨盆旋转，骨盆带动躯干旋转，另一只手辅助患儿躯干，完成仰卧位到俯卧位的翻身。注意避免手压在躯干下方（图 1-13）。

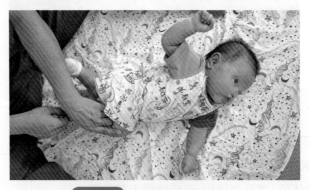

图 1-13　下肢启动翻身训练

4. 上肢启动翻身训练

起始体位：患儿仰卧位，治疗师位于其足侧。

操作：治疗师一手握住患儿一侧上肢，使上肢带动肩胛带旋转，肩胛带动躯干旋转,另一只手辅助患儿骨盆,完成仰卧位到俯卧位的翻身(图 1-14)。

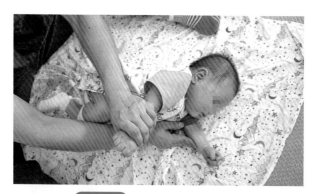

图 1-14　上肢启动翻身训练

5. 头控翻身训练

起始体位:患儿仰卧位,治疗师位于其足侧。

操作:治疗师一手将患儿头部托起至稍前屈,同时用玩具吸引患儿,并用另一只手转动头部向一侧,然后再辅助头部从侧卧位转到俯卧位。通过头部带动躯干,完成仰卧位到俯卧位的翻身(图 1-15)。

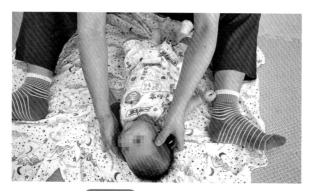

图 1-15　头控翻身训练

6. 床单内辅助翻身训练

起始体位：患儿仰卧位，治疗师将患儿放置于床单内。

操作：由一名治疗师抓住患儿一侧床单的两只角，另一名治疗师抓住另外一侧床单的两只角。由一名治疗师抬高一侧的床单，使儿童由仰卧位到侧卧位，然后回到中立位，另外一名治疗师抬高另外一侧床单，两侧交替进行（图 1-16）。

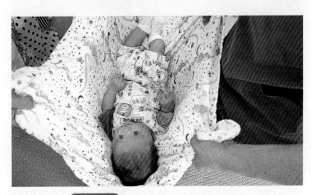

图 1-16　床单内辅助翻身训练

三、坐位训练（视频 1-1）

（一）坐位训练的目的

坐位姿势运动发育是指儿童臀部着地，躯干与头部垂直于地面的姿势，是处于卧位与立位中间的体位，也是儿童运动发育过程中重要的里程碑，促进躯干立直和平衡反应的发育，为之后的站立和行走打下基础，正常幼儿 6~8 个月可以坐。坐位的发育顺序为：全前倾—半前倾—扶腰坐—拱背坐—直腰坐—扭身坐，坐位的发育与平衡反应发育密切相关，因为只有坐位保护性反应的建立，儿童才能取得稳定的坐位姿势，坐位保护性伸展反应的发育顺序为：前方保护

视频 1-1
坐位训练及
爬行训练

性反应—侧方保护性反应—后方保护性反应。

(二) 坐位训练的相关因素

坐位的完成首先需要较好的头部控制能力,较好的双上肢负重能力将身体支撑至坐位高度并且没有异常姿势,髋关节能够充分屈曲外展,然后躯干开始回旋,上肢平衡反应的成熟,继而活动范围变大,可以完成姿势的转换,由坐位向俯卧位、四点位等转换。

(三) 坐位训练方法

1. 前倾手支撑坐位训练

操作:治疗师吸引患儿头部看向前方,患儿双手支撑于前方地面,保持稳定。若完成困难,治疗师坐在患儿后方握住患儿肘关节,辅助其将双手支撑于地面,躯干直立(图 1-17)。

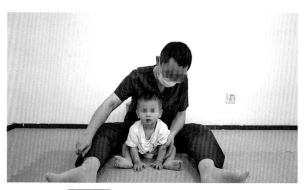

图 1-17　前倾手支撑坐位训练

2. 侧方手支撑训练

操作:患儿坐位,治疗师坐于患儿后方,一手扶住患儿一侧腰部,另一只手辅助对侧手臂在侧方支撑(图 1-18)。

3. 坐位后方平衡训练

操作:患儿长坐位,治疗师坐于患儿后方,轻握患儿双臂向后方移动,使患儿失去平衡,最后将患儿双臂支撑在身体后方(图 1-19)。

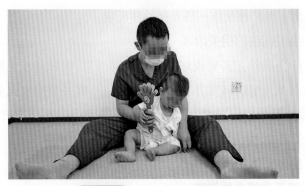

图 1-18　　侧方手支撑训练

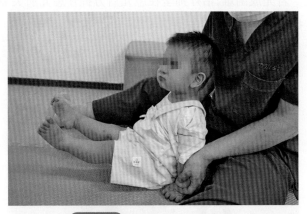

图 1-19　　坐位后方平衡训练

4. 巴氏球上坐位平衡训练

操作：治疗师稳定巴氏球，扶住患儿坐于球上（图 1-20A），同时向前后左右轻微晃动（图 1-20B）。

5. 平衡板上坐位训练

操作：患儿独坐于平衡板中间，治疗师轻微向左右晃动平衡板（图 1-21A），使患儿重心发生变化，同时回旋身体保持平衡（图 1-21B）。

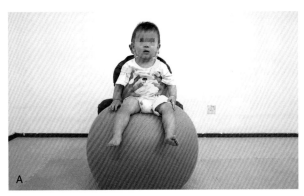

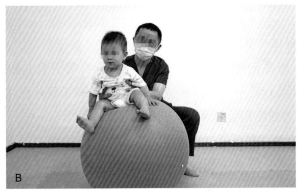

图 1-20 巴氏球上坐位平衡训练

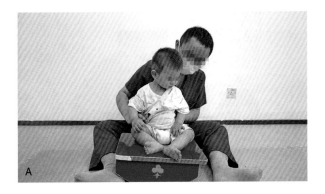

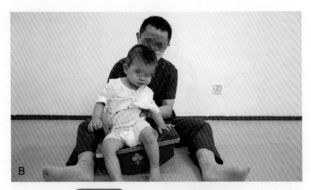

图 1-21　平衡板上坐位训练

6. 俯卧位—坐位姿势转换

操作：患儿俯卧于地垫上，用高处的玩具吸引患儿转移到坐位（图 1-22A），治疗师一只手扶住患儿腹部，另一只手扶住患儿肩部或上臂，轻微助力使患儿躯干回旋坐于地垫上（图 1-22B）。

7. 仰卧位—长坐位姿势转换

操作：患儿仰卧于地垫上，用高处的玩具吸引患儿转移到坐位（图 1-23A），治疗师一只手固定患儿下肢，另一只手拉住患儿一侧上臂缓慢拉起，完成仰卧位—单肘支撑—单手支撑—侧坐位—长坐位的姿势转换（图 1-23B）。

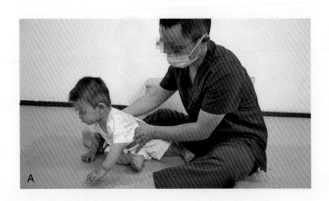

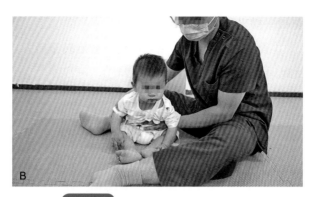

图 1-22　俯卧位—坐位姿势转换

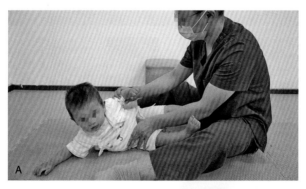

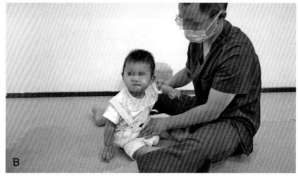

图 1-23　仰卧位—长坐位姿势转换

8. 长坐位—横坐位姿势转换

操作:患儿长坐位,治疗师将患儿一侧下肢旋转至后方(图 1-24A),同时躯干回旋,上肢伸至对侧支撑(图 1-24B)。

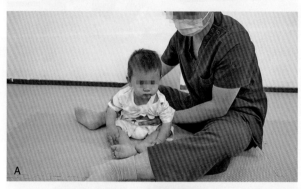

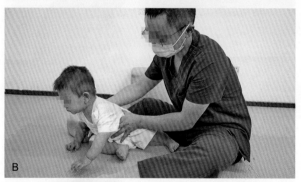

图 1-24　长坐位—横坐位姿势转换

四、爬行训练

(一) 爬行训练的目的

爬行可分为腹爬和四点位爬,一般腹爬时间为 7~8 个月,四点位爬时间为 9~10 个月,腹爬是四点位爬的基础,是指腹部贴合地面,一侧上肢与对侧下肢交互向前带动身体向前移动,四点位爬是双手双膝与地面垂直,躯干与地面平行且不接触,一侧上肢与对侧下肢交互向前带动身体向前移动。爬行可以锻炼儿童的手脚协调能力和四肢肌肉力量，并且通过爬行，儿童可以接触更多范围的东西，对其认知的发育也大有益处。部分儿童开始爬行时不会向前而是向后移动，这也是可以的，在之后的自我探索或是诱导爬行后可以完成向前爬行。

（二）爬行训练的相关因素

爬行的实现首先需要完成双手支撑，颈椎和腰椎进一步伸展使重心向后移至腹部，其次是四点位支撑的完成，使重心进一步后移至膝部，并可用一侧上肢支撑上半身、另一侧下肢支撑下半身，迷路反射、视性立直、躯干立直是四点位爬的前提，平衡反射是爬行时维持平衡的前提，四肢交互运动模式的完成，需要一侧上肢和对侧下肢同时伸屈，双侧交互进行才是规范的爬行，最后是侧卧位单肘支撑的完成，说明其平衡功能已经完善。

（三）爬行训练方法

1. 卧位手支撑训练

操作：患儿俯卧位，治疗师位于其后方，双手握住患儿上臂，辅助患儿手支撑，同时可左右轻微晃动患儿，促进其肩肘关节控制。可用玩具吸引患儿注意，逐渐加长训练时间（图 1-25）。

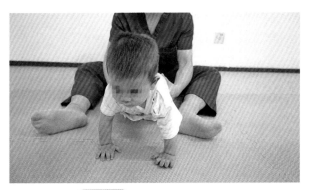

图 1-25　卧位手支撑训练

2. 四点支撑位重心转移训练

操作：患儿四点支撑位，治疗师双手握住患儿肩部稍加压，同时向前后轻微晃动，或握住患儿髋关节两侧，轻微加压，同时向前后轻微晃动（图 1-26）。

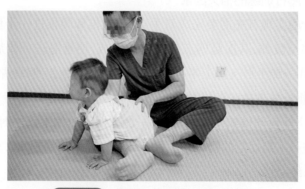

图 1-26　四点支撑位重心转移训练

3. 滚筒上四点位训练

操作：患儿在滚筒上四点位支撑，治疗师扶住患儿肩部或髋部，使肩关节及大腿垂直于地面，可用玩具吸引患儿注意，逐渐加长训练时间（图 1-27）。

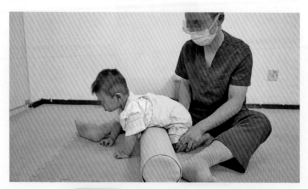

图 1-27　滚筒上四点位训练

4. 三点支撑训练

操作：患儿四点位支撑，治疗师在其一侧前上方放置玩具诱导患儿抬起一侧上肢使其双下肢和一侧上肢负重，或将患儿一侧下肢抬起使其双上肢和一侧下肢负重，左右交替练习（图 1-28）。

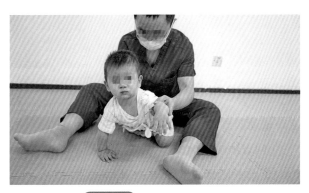

图 1-28　三点支撑训练

5. 四点爬训练

操作：患儿四点位支撑，治疗师辅助患儿将一侧上肢向前（图 1-29A），同时对侧下肢也向前，再将另一侧上肢向前，同时另一侧下肢向前（图 1-29B），反复交替练习。

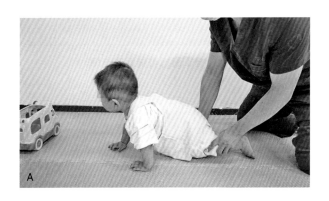

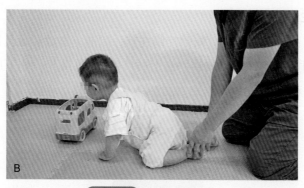

图 1-29　　四点爬训练

6. 悬宽带辅助四点爬

操作：患儿四点位支撑，在前方放置一个玩具诱导患儿向前，用悬宽带或毛巾等托于患儿腹部，辅助其完成爬行（图 1-30）。

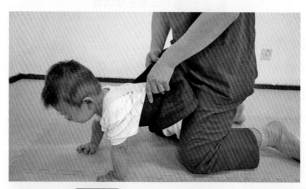

图 1-30　　悬宽带辅助四点爬

7. 高爬训练

操作：在障碍物前方放置一个玩具诱导患儿向前（图 1-31A），给患儿设置适当高度的障碍物或台阶（图 1-31B），辅助患儿爬上或爬过障碍物（图 1-31C）。

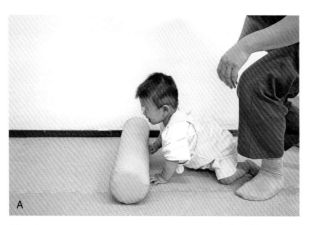

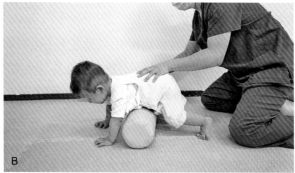

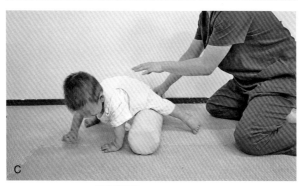

图 1-31　高爬训练

五、跪位训练

(一) 跪位训练的目的

跪位是指儿童双膝关节着地,小腿放置于地面与大腿成 90° 角,并且躯干直立的体位,通常在爬行后幼儿可逐步掌握跪位及跪位的姿势转换。由于跪位需要髋关节的充分负重,躯干较强的稳定性,是幼儿站立的基础,因此跪位的训练在婴幼儿运动发育过程中具有重要的意义。跪位的姿势转换和跪位行走则需要幼儿更强的平衡能力和控制能力,并且能够使处于该发育阶段的幼儿掌握多样的移动方式,更好地锻炼各项运动能力。

(二) 跪位训练的相关因素

跪位的保持与躯干的稳定性密切相关,若幼儿无法达到坐位平衡,躯干稳定性较差,跪位训练将难以进行,另外跪位的保持与髋关节的充分负重有关,若臀部周围肌力不足,可进行针对性练习,如臀桥、侧卧位抬腿等。

(三) 跪位训练方法

1. 治疗师辅助双膝跪位

操作:患儿双膝跪于地面,大腿与地面垂直,当患儿稳定性较差时治疗师可以扶住髋关节(图 1-32)。

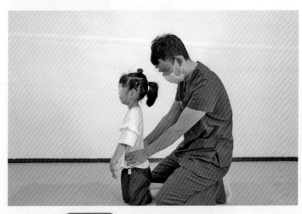

图 1-32   治疗师辅助双膝跪位

2. 扶物双膝跪位

操作：患儿也可扶住座椅，进行跪位训练（图 1-33）。

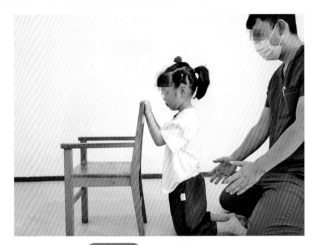

图 1-33 扶物双膝跪位

3. 双膝跪位

操作：通过练习，患儿髋关节能较好负重，躯干稳定时可进行独立双膝跪位训练（图 1-34）。

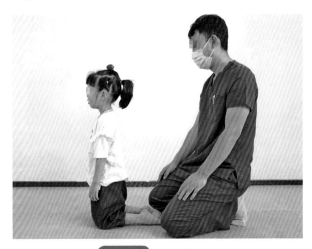

图 1-34 双膝跪位

4. 治疗师辅助单膝跪位

操作：患儿一侧腿跪于地面，治疗师扶住患儿髋关节帮助其保持稳定（图 1-35）。

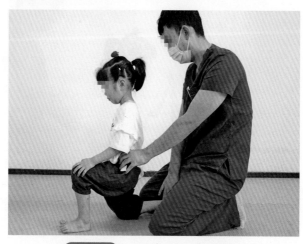

图 1-35　治疗师辅助单膝跪位

5. 扶物单膝跪位

操作：患儿也可以手扶座椅进行跪位训练（图 1-36）。

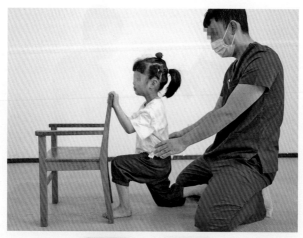

图 1-36　扶物单膝跪位

6. 单膝跪位

操作：通过练习，患儿可逐渐尝试独立单膝跪位训练（图 1-37）。

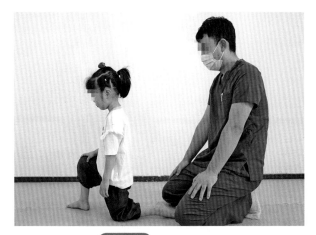

图 1-37　单膝跪位

7. 单双膝跪位转换训练

操作：跪姿转换可锻炼患儿跪位稳定性和重心转换能力。患儿先进行一侧单膝跪位转换到双膝跪位（图 1-38A），再转换到另一侧单膝跪位（图 1-38B）。

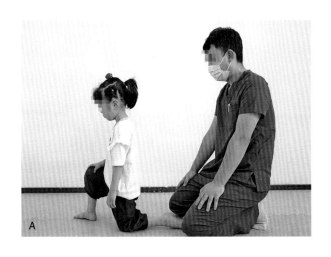

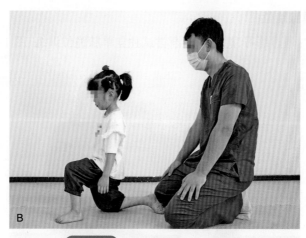

图 1-38　单双膝跪位转换训练

8. 跪位平衡训练——双膝跪于平衡板

操作：患儿双膝跪于平衡板上以提高跪位平衡能力，治疗师根据患儿能力可以进行一定的辅助，或者轻轻晃动平衡板增加难度（图 1-39）。

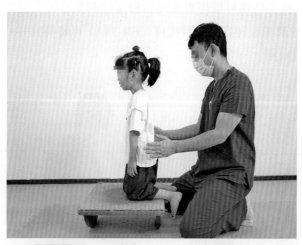

图 1-39　跪位平衡训练——双膝跪于平衡板

9. 跪位平衡训练——患儿双膝跪于软垫

操作：患儿双膝跪于软垫上以提高跪位平衡能力（图 1-40）。

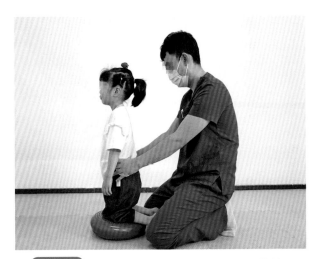

图 1-40 跪位平衡训练——患儿双膝跪于软垫

10. 跪位行走训练

操作：患儿维持双膝跪位，进行小步的跪走训练（图 1-41A、B），可进一步提高患儿的平衡协调能力。

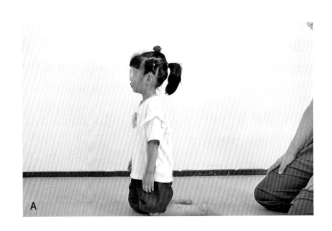

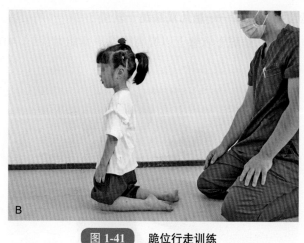

图 1-41　跪位行走训练

六、独站和行走训练

(一) 站立、行走训练的目的

站立是行走的基础,幼儿能够独站后,逐渐出现站立平衡,如髋策略、踝策略、跨步策略等。随着站立平衡的出现,幼儿逐渐可以迈步行走。行走不仅是幼儿运动发育的重要里程碑,是跑、跳的基础,而且对幼儿探索外界环境十分重要,决定了幼儿以后的自理能力和生活质量。

(二) 站立、行走训练的相关因素

站立与躯干的稳定性、下肢的充足负重有密切关系。若下肢存在肌张力严重增高或明显姿势异常会影响幼儿的站立平衡,甚至导致无法站立。

幼儿行走前需具备一定的站立平衡和下肢交互屈伸的能力。

(三) 站立、行走的训练方法

1. 坐站转移训练

操作:患儿坐于座椅上,座椅高度大概与患儿小腿长度相当,患儿脚跟在膝关节后方。治疗师用一个玩具引导患儿重心前移然后站起

（图 1-42A、B）。由站到坐要求患儿具备更强的力量和控制能力，在引导患儿坐下时需速度缓慢。

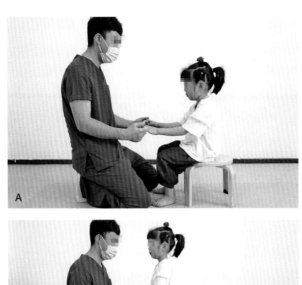

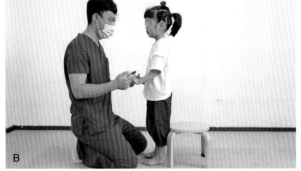

图 1-42 坐站转移训练

2. 站立平衡训练——左右脚转移

操作：治疗师扶住患儿髋关节将患儿重心移到一侧（图 1-43A），再慢慢将重心移到另一侧（图 1-43B），体会重心转移的感觉。

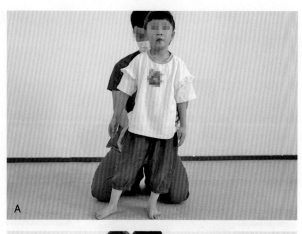

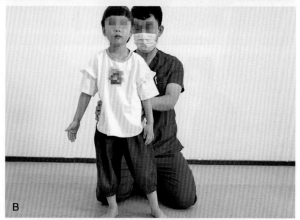

图 1-43　站立平衡训练——左右脚转移

3. 站立平衡训练——接抛球

操作：当患儿能够独站后可进行短距离抛接球的训练，挑战患儿的站立平衡（图 1-44）。

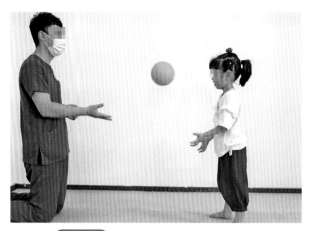

图 1-44 站立平衡训练——接抛球

4. 站立平衡训练——平衡板

操作：治疗师辅助患儿站于平衡板上，治疗师根据患儿能力可进行一定辅助，或者前后左右晃动平衡板增加难度（图 1-45）。

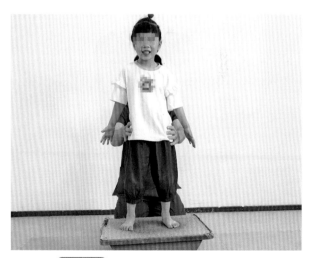

图 1-45 站立平衡训练——平衡板

5. 独站训练

操作：患儿独立站于地面（图 1-46）。

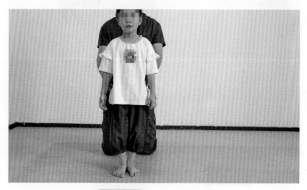

图 1-46　独站训练

6. 站立姿势控制训练——纵向站立

操作：患儿双脚分开前后站立，注意脚尖向前，躯干不要旋转（图 1-47）。

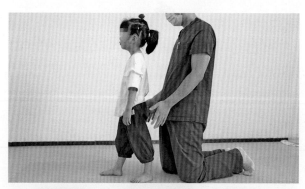

图 1-47　站立姿势控制训练——纵向站立

7. 站立姿势控制训练——弓步站立

操作：在纵向站立的基础上可进行弓步站立训练。引导患儿将重心转移到在前的腿上，膝关节略屈曲，在后的腿保持伸直（图 1-48）。

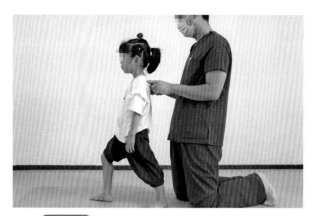

图 1-48 站立姿势控制训练——弓步站立

8. 辅助步行训练

操作：治疗师可扶住患儿骨盆进行步行训练（图 1-49）。

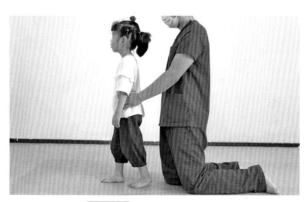

图 1-49 辅助步行训练

9. 助行器步行训练

操作：患儿可推助行器或座椅等进行步行训练（图 1-50）。

10. 独走训练

操作：治疗师站在距离患儿较近的位置用玩具引导患儿独走（图 1-51）。

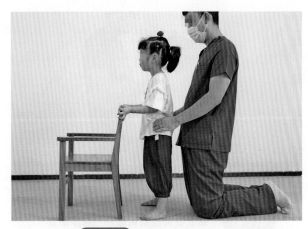

图 1-50　助行器步行训练

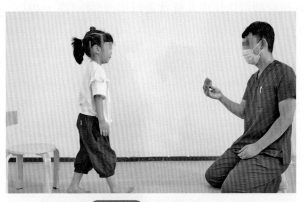

图 1-51　独走训练

11. 上下斜坡训练

操作：患儿能够独走后，为增强行走的稳定性，提高协调控制能力，可进行上、下斜坡训练（图 1-52A、B）。

12. 上下台阶训练

操作：患儿能够独走后，为增强行走的稳定性，提高协调控制能力，可进行上、下台阶训练（图 1-53A、B）。

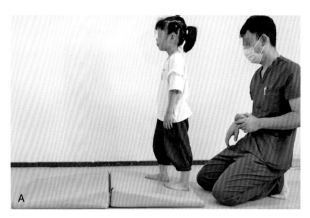

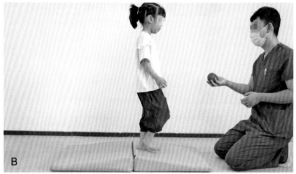

图 1-52 上下斜坡训练

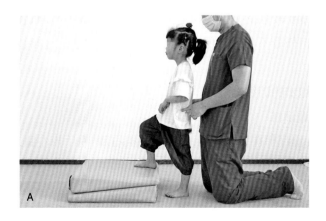

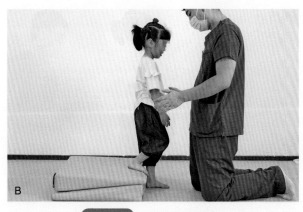

图 1-53   上下台阶训练

七、跑步训练

(一) 跑步训练的目的

跑步属于体能类运动,是发展耐力的项目,长时间的连续的肌肉活动、长期进行中长跑的锻炼,能增强与提高心血管系统、呼吸系统、消化系统和神经系统的功能,并有助于培养坚定的意志,顽强的斗志,塑造完善的个性心理特征。

(二) 跑步训练的相关因素

跑步需要较强的下肢及核心肌群的肌肉力量参与,四肢的协调性在当中也担任着不可或缺的角色,肢体平衡性的强弱是能否完成活动的关键。

(三) 跑步的训练方法

1. 协调训练

操作:治疗师在患儿后侧,患儿左手摸右膝,右手摸左膝,交替。

2. 原地摆手训练

操作:治疗师在患儿后侧嘱患儿左右交替摆手。

3. 跨步训练

操作：治疗师在患儿后侧，抬起一侧下肢向前迈步。

4. 抬腿训练

操作：治疗师在患儿一侧，嘱患儿抬高腿迈过障碍物，可通过调节障碍物高度来调节训练的难易程度（图 1-54）。

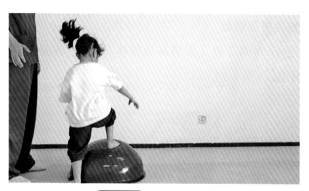

图 1-54　抬腿训练

5. 碎步跑训练

操作：双臂向两侧弯曲，身体微微前倾，重心放在脚弓上，收紧腹部，双腿交替快速踏步，手臂自然摆动，膝盖保持微屈，前脚掌触地，保持自然呼吸，用口鼻呼吸。

6. 后踢腿训练

操作：治疗师在患儿后侧，嘱患儿尽量用足跟碰触臀部，可通过调节频率及足跟与臀部之间的距离，调整该动作的难易程度。

八、跳跃训练

（一）跳跃训练的目的

跳跃训练主要以下肢弹跳及后蹬动作为主，并带动手臂、腰腹部的肌群运动，对骨骼、肌肉、肺、心脏、肠胃蠕动及血液循环系统都是一种很好的锻炼,还可以通过足反射区刺激大脑,提高思维、记忆和联想力。

(二) 跳跃训练的相关因素

跑步需要较强的下肢及核心肌群的肌肉力量参与,四肢的协调性在当中也担任着不可或缺的角色,肢体平衡性的强弱是能否完成活动的关键。

(三) 跳跃的训练方法

1. 踮脚尖摸高训练

操作:治疗师诱导患儿去够高处物体,使患儿脚尖踮起,增强小腿三头肌肌肉力量(图 1-55)。

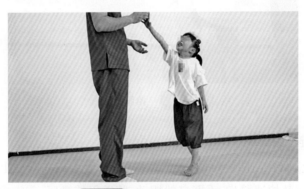

图 1-55　踮脚尖摸高训练

2. 蹦床跳跃训练

操作:治疗师在患儿后侧,双手扶住患儿髋关节,患儿向上跳(图 1-56)。

3. 从台阶跳下训练

操作:患儿双足并拢站在台阶上,治疗师在患儿前侧,嘱患儿跳下台阶(图 1-57)。

4. 跳远训练

操作:患儿双足与肩同宽,治疗师在患儿前侧,嘱患儿向前跳(图 1-58)。

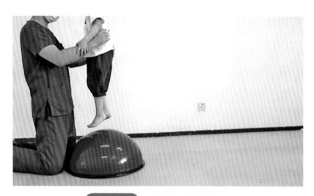

图 1-56　蹦床跳跃训练

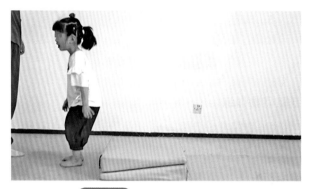

图 1-57　从台阶跳下训练

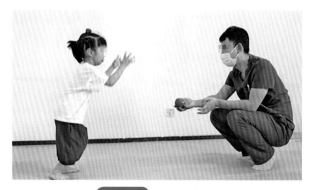

图 1-58　跳远训练

5. 跳高训练

操作：患儿双足与肩同宽，治疗师在患儿前侧，嘱患儿跳上台阶（图 1-59）。

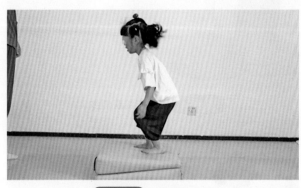

图 1-59   跳高训练

6. 跳跃障碍物训练

操作：治疗师在患儿前侧双手张开保护患儿，患儿双腿与肩同宽跳过高度合适的障碍物（图 1-60）。

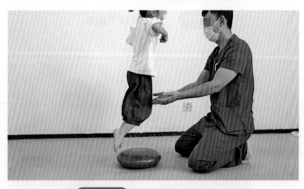

图 1-60   跳跃障碍物训练

7. 单脚跳训练

操作：治疗师在患儿患侧，双手张开保护患儿，患儿单脚站立，嘱患儿往上跳（图 1-61）。

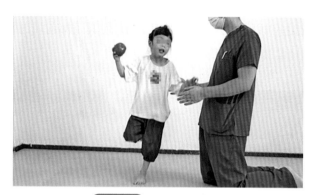

图 1-61　单脚跳训练

九、异常姿势控制训练

所谓异常姿势就是患儿身体稳定性差，在运动或者静止时姿势异常，多见于大脑受损的病例中，尤其以脑性瘫痪最为多见，异常姿势的控制是物理治疗中重要的因素之一，解除了这项束缚正常运动的枷锁，婴幼儿发育才能慢慢步入正轨。

（一）异常姿势控制的目的

由正常的卧位姿势、坐位姿势、爬行姿势、跪位姿势、站立姿势来替代异常的动态或静态姿势以促进运动发育进程。

（二）异常姿势控制的意义

患儿家长能否认识、能否接受、能否坚持保持儿童最长时间的正确力线姿势；在日常生活的活动当中，家长能否使患儿保持较久的正确的卧姿、坐姿、跪姿、走姿，是康复的关键所在。所以异常姿势的控制训练意义重大。

（三）异常姿势控制的训练方法

1. 头部异常姿势的矫正——头后仰的矫正　许多患儿常会有头后仰，双肩后缩的异常姿势，家长不能强行将患儿头部拉回中立位，这样不仅不能起到矫正作用，还有可能会加强这种异常姿势。

操作：治疗师用双手控制住患儿颈部，使其颈部前屈，放松双侧肩胛骨，动作轻柔缓慢，逐渐矫正头部后仰（图 1-62）。

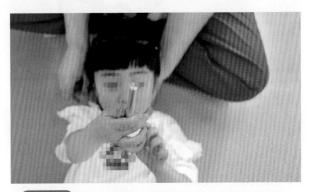

图 1-62　头部异常姿势的矫正——头后仰的矫正

2. 坐姿矫正——痉挛型脑瘫患儿正确的坐位姿势　正确的坐姿应该是先让患儿屈曲髋关节后再坐，训练者将患儿双下肢轻轻分开且外旋，使身体前屈，促进髋关节屈曲。不少患儿常伴有膝关节屈曲，影响坐位稳定性，可用手将其下肢压直，使其正确学习坐姿，保持长坐位。

操作：治疗师于患儿后侧，一手穿过双侧腋下，另一只手扶住患儿腰背部，给予患儿较大的稳定性协助其维持竖头姿势，提高坐位稳定性（图 1-63）。

3. 坐姿矫正——不随意运动型脑性瘫痪患儿正确的坐位姿势

操作：治疗师于患儿后侧，将患儿保持在盘腿坐的姿势，治疗师控制其肩胛骨，使双侧肩胛骨前伸，双手置于身前（图 1-64）。

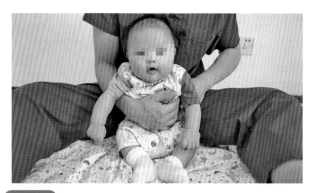

图 1-63　坐姿矫正——痉挛型脑瘫患儿正确的坐位姿势

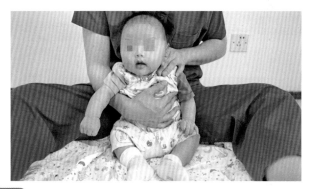

图 1-64　坐姿矫正——不随意运动型脑性瘫痪患儿正确的坐位姿势

4. 上肢异常姿势的矫正——痉挛型脑性瘫痪患儿上肢后伸异常姿势的矫正

操作:患儿仰卧位,治疗师于患儿患侧,一手扶患儿肩部,另一只手握住患儿手腕部,防止其肩胛骨后缩,肘关节屈曲,腕关节屈曲,拇指内扣,使患儿手臂抬高,做肩关节前屈动作,动作轻柔缓慢(图 1-65)。

5. 上肢异常姿势的矫正——前臂屈曲痉挛的脑性瘫痪患儿异常姿势的矫正

操作:患儿仰卧位,治疗师于患儿患侧,一手扶患儿肘关节上方,一手握住患儿手腕部,防止腕关节屈曲,拇指内扣,使患儿肘关节伸直,同时可做前臂旋后动作以缓解肌肉紧张,注意动作轻柔缓慢(图 1-66)。

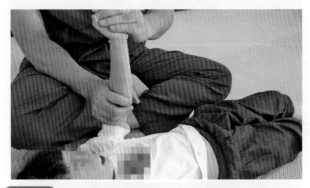

图 1-65　上肢异常姿势的矫正——痉挛型脑性瘫痪患儿上肢后伸异常姿势的矫正

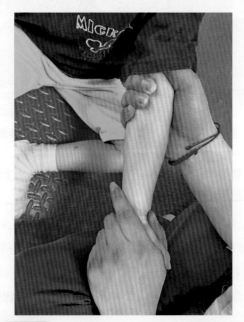

图 1-66　上肢异常姿势的矫正——前臂屈曲痉挛的脑性瘫痪患儿异常姿势的矫正

6. 上肢异常姿势的矫正——不随意运动型脑性瘫痪患儿异常姿势的矫正

操作：患儿坐位，治疗师握住患儿双侧前臂，患儿身体背靠治疗师，将患儿双臂慢慢上抬。

7. 下肢异常姿势的矫正——痉挛型脑性瘫痪患儿下肢交叉步态姿势矫正

操作：患儿仰卧位，治疗师一手握住患膝关节，一手握住足跟使膝关节向外旋动作，踝关节做外旋，15~30 秒 1 次，牵拉 8 次能够缓解痉挛（图 1-67）。

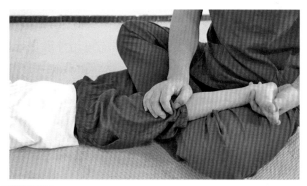

图 1-67　下肢异常姿势的矫正——痉挛型脑性瘫痪患儿
下肢交叉步态姿势的矫正

8. 痉挛型脑性瘫痪患儿足下垂异常姿势的矫正

操作：患儿仰卧位，治疗师在患儿患侧一手握住患儿足跟，一手握住踝关节上缘，进行牵伸，动作轻柔缓慢（图 1-68）。

9. 手的异常姿势的矫正　痉挛型脑性瘫痪患儿典型的手姿势是手腕屈曲、拇指内收、手握拳姿势，矫正时不应该直接拉开大拇指使手腕伸展，这样不仅会使手腕和手指更加屈曲，也容易引起拇指关节的损伤。

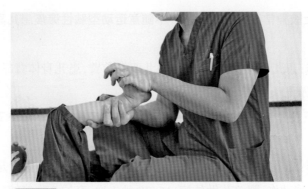

图 1-68　痉挛型脑性瘫痪患儿足下垂异常姿势的矫正

10. 异常步态的矫正　许多运动发育迟缓和脑性瘫痪患儿步态异常,如划圈样步态和交叉步态(图 1-69,图 1-70),应注意在纠正异常姿势的同时纠正异常步态。如患儿有交叉步态可用外展步行板训练,步幅异常可用平行梯子训练,总之异常步态矫正应着眼于步行之前的预防,如防止尖足形成、防止异常站立姿势等。

十、肌肉牵伸训练

(一)痉挛的定义

痉挛被认为是影响大多数脑瘫儿童的最常见肌张力增高形式,它是由牵张反射过度兴奋而产生的、以速度依赖性张力性牵张反射亢进为特征的一种运动障碍,是上运动神经元损伤综合征的表现之一。

(二)肌肉牵伸训练的目的

在致畸性痉挛型瘫痪中,肌肉挛缩与牵张敏感性肌肉过度活跃相互纠缠,加剧并巩固非对称性短缩,原动肌因为过度活跃而更加突出,出现日益明显的固定性畸形,持久的牵伸训练能够对抗软组织短缩,减少牵张敏感性肌肉过度兴奋。

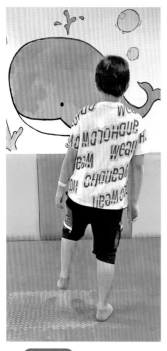

图 1-69　划圈步态

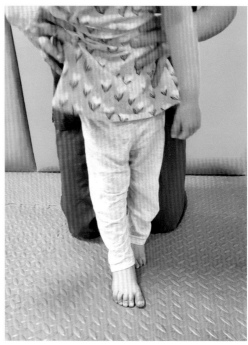

图 1-70　交叉步态

（三）肌肉牵伸训练的方法

1. 肩关节周围肌肉的牵伸训练——仰卧位肩关节周围肌肉牵伸

操作：患儿仰卧位，治疗师位于应牵伸一侧，一只手握住肘关节 / 肱骨远端的后方，另一只手握住患儿手掌，将肱骨被动前屈到最大范围，以拉长肩后伸群（图 1-71）。

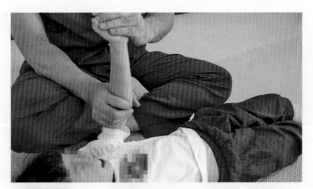

图 1-71　肩关节周围肌肉的牵伸训练——仰卧位
肩关节周围肌肉牵伸

2. 肩关节周围肌肉的牵伸训练——肩后伸肌群牵伸

(1)肩关节周围肌肉的牵伸训练——坐位肩关节周围肌肉牵伸：

操作：面向患者站在应牵伸一侧，上方手从内侧握住肘关节／肱骨远端的后方，下方手放在肩胛骨腋缘，固定肩胛骨。上方手将肱骨被动前屈到最大范围，以拉长肩后伸肌群(图 1-72)。

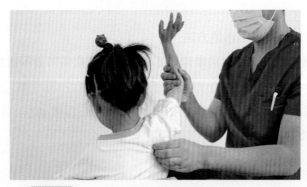

图 1-72　肩关节周围肌肉的牵伸训练——坐位
肩关节周围肌肉牵伸

（2）肩关节周围肌肉的牵伸训练——后伸肌群牵伸：

操作：治疗师面向患者站在应牵伸一侧，上方手握住患儿手，下方手从掌侧握住肘关节。下方的手从掌侧托起肱骨远端，将肱骨被动前屈至最大范围，以拉长肩后伸肌群，注意固定好肩胛骨后部并防止代偿运动。

3. 肩关节周围肌肉自我牵伸

操作：患儿 Bobath 握手，伸肘，前臂旋前，将双手上举过头顶（图 1-73）。

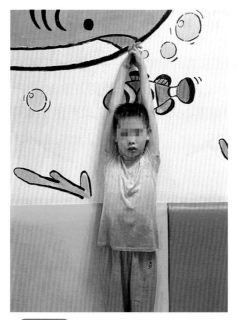

图 1-73　肩关节周围肌肉自我牵伸

4. 肘关节周围肌肉的牵伸训练——肘关节周围肌肉牵伸

操作：治疗师面向患者头部站在牵伸一侧，下方手放在肱骨近端，上方手握住前臂远端掌侧。固定患者肩胛骨和肱骨近端的前部。外侧的手被动牵伸肘关节至最大范围，以牵拉屈肘肌群（图 1-74）。

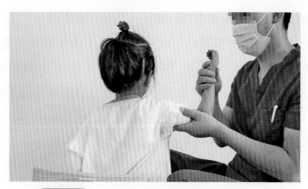

图 1-74 肘关节周围肌肉的牵伸训练——
肘关节周围肌肉牵伸

5. 肘关节周围肌肉的牵伸训练——肘关节周围肌肉自我牵伸

操作:患者坐位,牵伸侧手稍外展侧方撑地,非牵伸侧手握住牵伸侧肘关节,并将身体重心向牵伸侧倾斜,以牵伸屈肘肌(图 1-75)。

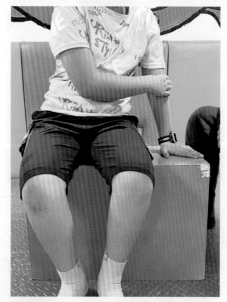

图 1-75 肘关节周围肌肉的牵伸训练——
肘关节周围肌肉自我牵伸

6. 仰卧位手腕关节周围的肌肉牵伸训练——屈腕肌群牵伸

操作：治疗师坐在应牵伸一侧，一手握住肱骨远端固定，另一手握住患者的手掌，做腕背伸的活动至最大活动范围，以牵伸屈腕肌群（图 1-76）。

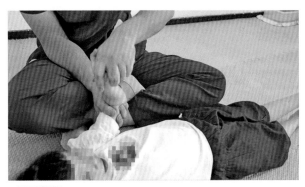

图 1-76　仰卧位手腕关节周围的肌肉牵伸训练——
屈腕肌群牵伸

7. 仰卧位手腕关节周围的肌肉牵伸训练——手腕关节周围肌肉自我牵伸

操作：患儿坐位面对墙壁，双手手掌撑住墙壁保持指间关节伸展，腕关节背伸，肘关节伸展，肩关节前屈 90°，维持数分钟。

8. 髋关节周围肌肉的牵伸训练——髋内收肌群牵伸

操作：治疗师面向患者站在应牵伸一侧，上方手放在对侧大腿内侧，并用前臂抵住患者大腿的远端，并按压对侧髂前上棘或保持对侧下肢轻度外展来固定骨盆。治疗师下方手从踝关节托住牵伸侧大腿，尽可能外展髋关节至最大范围，以牵拉内收肌（图 1-77）。

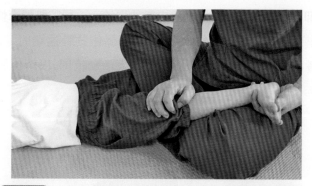

图 1-77　髋关节周围肌肉的牵伸训练——髋内收肌群牵伸

9. 髋关节周围肌肉的牵伸训练——俯卧位髋关节周围肌肉牵伸

操作：髂腰肌牵伸，治疗师面向患者站在非牵伸侧，上方手放在臀部固定骨盆，防止骨盆运动，下方手放在股骨远端托住大腿。下方手托起大腿离开治疗床面进行牵拉，后伸髋关节至最大范围（图 1-78）。

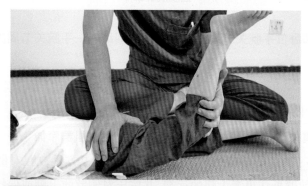

图 1-78　髋关节周围肌肉的牵伸训练——俯卧位髋关节
周围肌肉牵伸

10. 髋关节周围肌肉自我牵伸

操作：患儿双腿尽力外展至最大关节活动度，双手握住同侧踝关节（图 1-79）。

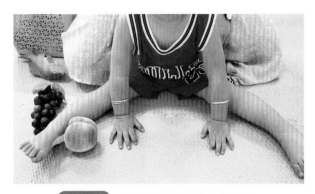

图 1-79 髋关节周围肌肉自我牵伸

11. 膝关节周围肌肉的牵伸训练——仰卧位膝关节周围肌肉牵伸

操作：屈膝肌群牵伸，尽可能伸膝至最大活动范围，以牵伸屈膝肌群。

12. 膝关节周围肌肉自我牵伸

操作：患儿双侧足置于斜板上，嘱患儿膝关节伸展，弯腰至活动度末端后保持数分钟（图 1-80）。

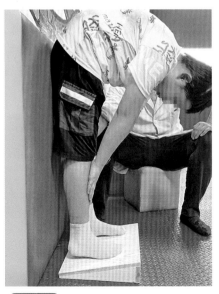

图 1-80 膝关节周围肌肉自我牵伸

13. 仰卧位踝关节周围肌肉牵伸——腓肠肌牵伸

操作：治疗师站立于应牵伸下肢的外侧。上方手握住内外踝处固定小腿，下方手握住患者足跟，前臂掌侧抵住足底，使踝关节在中立位。向足背方向下压，以牵伸腓肠肌（图 1-81）。

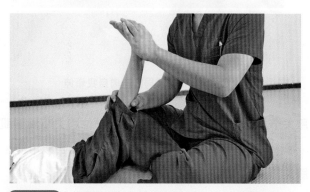

图 1-81　仰卧位踝关节周围肌肉牵伸——腓肠肌牵伸

14. 仰卧位踝关节周围肌肉牵伸——足内翻肌群牵伸

操作：治疗师坐于牵伸下肢外侧，使患儿屈曲膝关节，治疗师一手握患儿小腿，一手从足底握住患儿足部牵伸足内翻肌群，使足部达到踝关节外翻最大活动范围（图 1-82）。

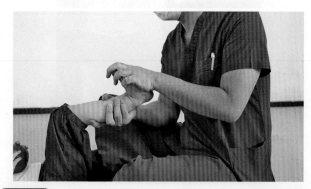

图 1-82　仰卧位踝关节周围肌肉牵伸——足内翻肌群牵伸

15. 俯卧位踝关节周围肌肉牵伸

操作：患儿屈膝，治疗师握住患儿患侧膝关节上缘和足跟，对患儿踝关节进行牵伸，该方法在踝关节挛缩较为严重的情况下使用可以相对安全地进行牵伸（图 1-83）。

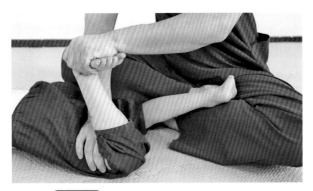

图 1-83　俯卧位踝关节周围肌肉牵伸

16. 踝关节周围肌肉自我牵伸

操作：患者站立位，足跟紧贴斜板，以拉伸腓肠肌（图 1-84）。

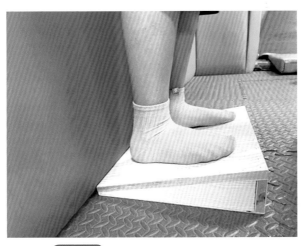

图 1-84　踝关节周围肌肉自我牵伸

十一、膀胱控制

排尿活动是一种脊髓反射,并且受高级中枢控制,可以由意识抑制或者促进。排尿功能障碍是神经损伤患者常见的问题。

(一)反射过程

膀胱内尿量增加导致膀胱内压骤然升高,膀胱壁牵张感受器兴奋传导至骶髓初级排尿中枢,促进膀胱逼尿肌收缩,膀胱颈和内括约肌松弛,尿液进入尿道,信号传导至骶髓初级排尿中枢,尿道外括约肌松弛将尿液排出体外。

(二)膀胱训练

1. 盆底肌训练

(1)双桥:

操作:患者仰卧位,双上肢置于躯干两侧,头部中立位,双侧下肢屈髋屈膝,臀部抬离地面,尽可能抬至最高(图 1-85)。

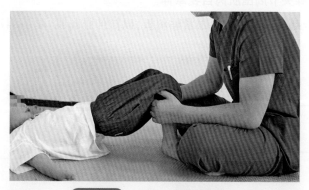

图 1-85   桥式训练——双桥

(2)单桥:

操作:患者仰卧位,双上肢置于躯干两侧,头部中立位,一侧下肢屈髋屈膝,足底放置于床面,另一侧在屈髋屈膝下将髋关节外旋,将这一侧下肢抬离地面并搭放于但不抬离另一侧下肢大腿上方。再将臀部抬离地面至最高（图 1-86）。

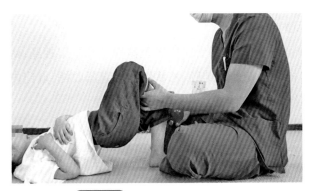

图 1-86　桥式训练——单桥

2. 呼吸训练

操作：吹羽毛、风车、口琴、气球等，所吹之物由轻渐重，由小到大。如患儿呼气时间短且弱，可取卧位，由治疗师帮助进行做双臂外展、扩胸运动的同时进行呼吸运动，也可在吸气末向前下方轻压腹部以延长呼气时间相和增加呼气的力量（图 1-87）。

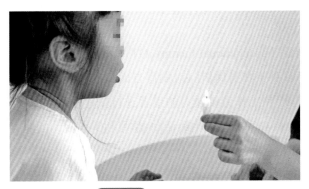

图 1-87　呼吸训练

十二、直肠控制

排便也是一种反射活动。排便动作部分是随意的,部分是不随意的。

(一)反射过程

粪便刺激直肠压力感受器传导至盆神经和腹下神经,初级排便中枢整合,盆神经兴奋使降结肠、乙状结肠和直肠收缩,肛门内括约肌舒张,阴部神经抑制,肛门外括约肌舒张最终排便。

(二)排便训练——盆底肌训练

双桥:患者仰卧位,双上肢置于躯干两侧,头部中立位,双侧下肢屈髋屈膝,臀部抬离地面,尽可能抬至最高。

(余永林　张宏伟　徐振伟　姜杭杰)

第三节　作 业 治 疗

一、概述

(一)定义

作业治疗(occupational therapy,OT)是通过应用有目的、有选择性的作业活动,对于在身体、精神、发育方面存在功能障碍或不同程度地丧失生活自理和工作劳动能力的患者进行康复治疗和训练干预,使其能够恢复、改善和完成日常生活活动、学习和工作劳动的能力。

(二)作业治疗的目的

OT属于康复医学的一个分支,它的作用范围很广,可帮助具有身体、感觉或认知等问题的所有年龄段的人,帮助他们解决身体功能、社交、情感等方面的障碍,并在生活的各个方面重新获得独立。

对于儿童 OT 来说,作业治疗师可以帮助孩子们更好地玩耍,提高他们的学习能力,并帮助他们提高能够完成日常活动的能力。从而更好地提高他们的自尊心和成就感。有了 OT,孩子们可以:

1. 提高精细运动能力,使他们能够抓握和释放玩具,并培养良好的书写或计算机技能。

2. 锻炼手眼协调能力,使他们能够玩耍和练习在学校所需的技能,例如抛接球和从黑板上抄写。

3. 掌握基本的日常生活活动能力,例如穿衣、洗漱、洗澡、进食和上厕所等。

4. 教导他们认识情绪,例如挫折、愤怒等,并学习如何管理情绪,学习积极的行为和社交技巧。

5. 通过教导如何使用特殊设备来帮助他们建立独立性,包括轮椅、夹板、沐浴设备、穿衣设备和通信辅助设备。

(三) 作业治疗的基本方法

作业活动(occupation)分为四大类,包括基本日常生活活动(basic activities of daily living,BADL),例如穿衣、上厕所、洗漱、洗澡和吃饭等;工具性日常生活活动(instrumental activities of daily living,IADL),例如家务劳动、购物、财务管理等;休闲娱乐(play and leisure)指的是人们在闲暇时间的兴趣爱好及娱乐活动,例如打牌、看电视、钓鱼等;生产性活动(productive activities)则包括工作、兼职、学习等。

作业治疗的应用方式是通过选择和应用上述各类的作业活动进行训练。作业治疗师首先通过评估儿童的功能,根据儿童不同的能力和功能障碍程度,并结合和采纳儿童和家长的观点,制订和修改出合理的治疗计划,与儿童合作进行治疗。

作业疗法的目标设定是否合理与患儿能否积极参与日常自我照顾活动、功能性活动、生产性活动等活动密切关系,同时在实践中以患者为中心,理解患儿及家长的主观期望,对治疗计划和治疗目标进行制订和及时调整修改[3]。

二、全面性发育迟缓儿童作业治疗

（一）全面性发育迟缓儿童的功能障碍

全面性发育迟缓儿童常表现为粗大和精细运动发育落后于同龄人，部分患儿可表现为肌力和肌张力偏低，握持反射消失延迟，4~5月龄仍拇指内收，不能主动打开，不会主动伸手抓物品等，并可能出现动作控制不稳和姿势异常[4]。

（二）训练原则

主要的训练目的是抑制全面性发育迟缓儿童错误动作的发展，促进其上肢的自由活动、双手配合能力和完成日常生活活动的能力。

想完成有效持续的训练的关键是通过诱发患儿的兴趣，让患儿更积极主动地参与训练，例如用玩具做训练时，要根据患儿的智力、喜好和需求在具有同样训练作用的玩具中选择合适的玩具。在治疗过程中，要注意多使用鼓励性的语言，从而提高患儿的信心，使患儿更愿意积极参与治疗活动。

其次，要鼓励患儿多参加集体活动，可通过小组课的训练方式，集合几个年龄相仿的孩子一同参与治疗，可提高其竞争意识，产生一定程度的社会适应能力和自信。

（三）训练方法

1. 上肢功能性活动训练 早期上肢训练中，纠正错误的动作和不良的姿势习惯是绝对必要的，否则将来难以纠正。直接使用上肢的训练，从能完成独坐时开始。当上半身有了一定的稳定性后，治疗师或家长可以在儿童前后左右侧，用手摆弄各种玩具，例如吊环或球等，然后鼓励孩子学习抬高手臂和向前或向各个方向伸手去抓取玩具（视频1-2）。

视频1-2
上肢功能性
活动训练

(1)向上伸手抓物：

操作：将彩色小球放在儿童的上方位置,拍打小球来吸引他注视,并向儿童说"你来拿小球吧！"吸引儿童主动伸手去拿(图 1-88)。

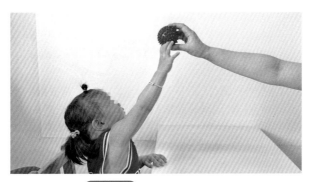

图 1-88　　向上伸手抓物

(2)向前伸手取物：

操作：手部功能训练是为了促进手的自由活动和手指功能的发育。简单的关节运动是从中枢向末梢(尖端的方向)进行。基本的抓握、握紧及放手动作训练最为重要,是将来进行日常动作的基础(图 1-89)。

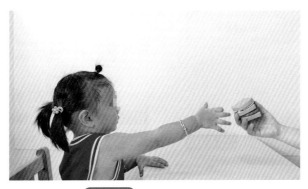

图 1-89　　向前伸手抓物

(3) 手抓放积木 (图 1-90)

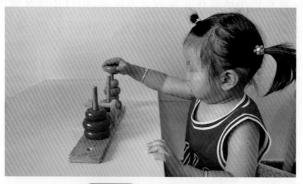

图 1-90　手抓放积木

(4) 手抓握和叠放套杯：

操作：示范把小套杯放到大套杯上，接着请儿童把小套杯放到大套杯上一层层叠高，可训练儿童五指伸展打开和抓握不同大小的物品（图 1-91）。

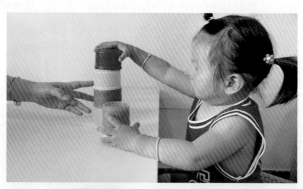

图 1-91　手抓握和叠放套杯

2. 日常生活活动训练　日常生活活动能力是儿童进行社会参与最基本的技能，通过训练儿童使用勺子、水杯、梳子等工具，提高儿童的日常生活活动的参与程度和自理能力，更好地生活和融入社会。

（1）使用水杯倒水（图 1-92）

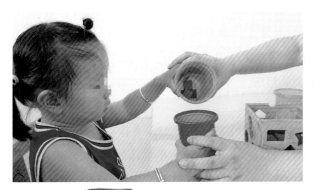

图 1-92 使用水杯倒水

（2）使用勺子和碗（图 1-93）

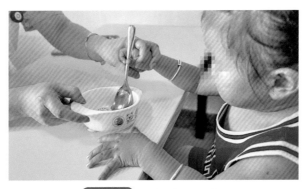

图 1-93 使用勺子和碗

三、脑瘫患儿作业治疗

（一）脑瘫患儿的功能障碍

除下肢功能障碍外，脑瘫患儿上肢功能障碍也很常见，主要表现为患侧上肢关节活动度不足，肌张力较高，肘部呈屈曲位，手指掌侧屈曲，不同程度地影响儿童的精细功能、日常生活活动、游戏和学习能力。

（二）训练原则

脑瘫患儿作业治疗训练目的是促进患侧手的使用,紧密围绕儿童的精细活动、日常生活和游戏活动制订治疗目标,在游戏中进行,将游戏贯穿于作业治疗活动中。

（三）训练方法

1. 精细运动训练

（1）精细活动训练:重点在于加强手指灵活性,改善掌内、外肌肉平衡协调运动。包括手指对捏较细小物体的训练,如米粒、积木;五指对指练习;拇指和示指旋转螺丝钉;捏橡皮泥或拉橡皮筋等。

1）拇指示指对指捏小积木（图 1-94）

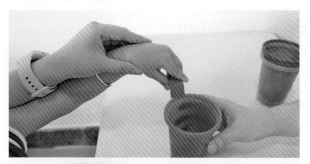

图 1-94　拇指示指对指捏小积木

2）穿珠子（图 1-95）

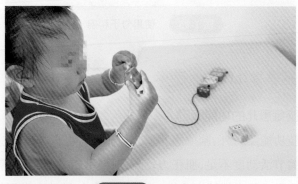

图 1-95　穿珠子

（2）手眼协调训练：通过眼睛能真实地认识周围的事物，手也是认识事物的重要器官，通过手和眼的共同配合，可以发现手中物品更多的特性，更快更全面地了解周围环境，从而更有效地促进儿童的各项能力的全面发展。因此，手眼协调能力的发育对促进运动能力、脑部发育、智力和行为起着非常重要的作用。

1）手眼协调训练——套圈游戏（图 1-96）

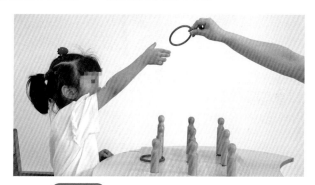

图 1-96　手眼协调训练——套圈游戏

2）手眼协调训练——按压琴键游戏（图 1-97）

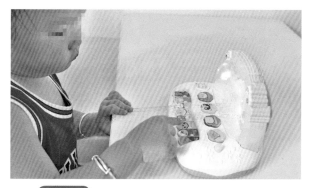

图 1-97　手眼协调训练——按压琴键游戏

2. 日常生活活动训练

（1）梳头（图 1-98）

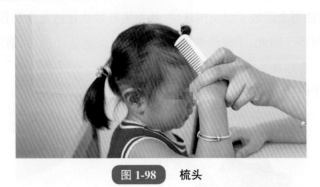

图 **1-98**　梳头

（2）使用画笔（图 1-99）

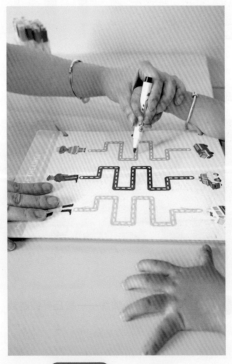

图 **1-99**　使用画笔

四、肩关节训练

(一)目的和意义

肩关节的活动训练是精细动作良好完成的前提。通过提高肩胛带肌群的肌力,可改善肩关节的整体活动度,同时为双上肢完成精细动作的稳定性和协调性打下基础。在进行穿脱衣服、解系纽扣、吃饭等日常活动时,均须依靠肩关节的活动能力和自主控制能力。

(二)方法

1. 肩关节和肩胛带活动训练　肩关节活动障碍的患儿,可进行肩关节充分地前屈和后伸,内收和外展的主、被动训练,目的是增大肩关节的活动范围。有持久强烈的肩关节内旋内收位异常姿势的患儿训练时需进行主动或被动的肩关节外旋、外展训练。

2. 肩关节负重和力量训练

(1)手支撑训练:

操作:让患儿俯卧在地上,一手支撑于地面上,并在支撑臂的肩部施以适当的压力,另一手从事某一作业活动,例如去拿物品(图 1-100)。

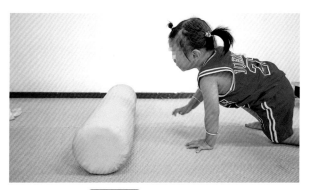

图 1-100　手支撑训练

(2)负重上抬训练：

操作：使用沙袋和单杆做肩关节上抬的动作，进行肩关节的力量（图 1-101）。

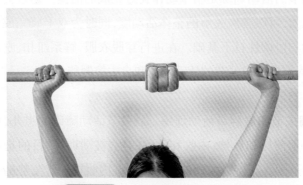

图 1-101   肩关节负重上抬训练

3. 肩关节牵伸训练——吊环牵伸

操作：可利用吊环、单杠等器材，对儿童进行肩胛带、肩关节的牵伸训练，同时提高肩胛带肌群的肌力（图 1-102）。

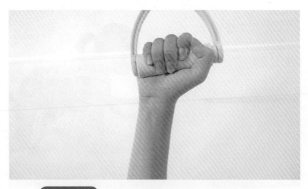

图 1-102   肩关节牵伸训练——吊环牵伸

4. 功能性活动训练　可做投篮与传球动作让患儿做双臂伸直,进行肩关节的屈伸训练。

(1)投球训练:进行肩关节的屈伸训练(图 1-103)。

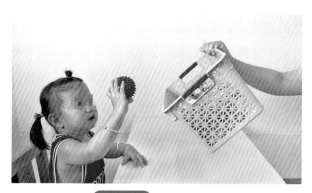

图 1-103　投球训练

(2)各个方向伸手取物:肩关节各个方向的活动度练习(图 1-104)。

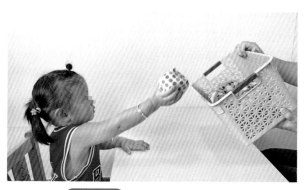

图 1-104　各个方向伸手取物

五、肘关节训练

(一) 目的和意义

训练目的是增大肘关节活动度,提高患侧肘关节的自主控制力。矫正肘关节的屈肌痉挛模式,使关节能够进行正常的屈伸、旋前、旋后动作。通过对手臂粗大运动功能的训练,能更好地发展和维持精细运动的进行。同时给患儿的手部提供不同感觉刺激,并加强对手眼协调和双手配合使用的认知训练。

(二) 方法

1. 肘关节活动度训练　治疗师帮助患儿进行被动或主动的肘屈曲与肘伸展训练,逐渐增大训练的力度,和关节屈、伸的幅度,屈曲与伸展训练的次数逐步增多。对痉挛型脑性瘫痪患儿和运动发育迟缓患儿则应以肘关节伸展训练为主。肘关节的活动包括屈和伸,同时还有前臂的旋前和旋后。在做关节活动时,先使患儿前臂旋前,治疗师可用双手或单手握住患肢手臂,轻轻做小幅的上下连续抖动,使肘关节周围肌肉放松,然后单手抓住腕部进行肘关节伸展、屈曲和旋前、旋后的练习,注意缓慢、匀速地活动。

2. 肘关节力量训练——弹力带 /哑铃屈伸力量训练

操作:患儿坐位,手握弹力带,治疗师抓住弹力带另一头,引导患儿做屈肘动作。可通过调节弹力带的长度来调节阻力(图 1-105)。

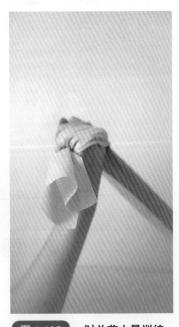

图 1-105　肘关节力量训练——弹力带训练

3. 肘关节牵伸训练 对肌张力高、痉挛严重的儿童,要缓慢、匀速、均衡地帮助儿童牵拉使手肘处于伸展的位置,并在末端保持 10~15 秒。肘关节屈曲挛缩牵伸训练:

操作:治疗师面向患者站在牵伸一侧,上方手握住患儿手,下方手从掌侧握住肘关节。下方手从掌侧托起肱骨远端,将肱骨被动前屈至最大范围,以拉长肩后伸肌群,注意固定好肩胛骨后部并防止代偿运动(图 1-106)。

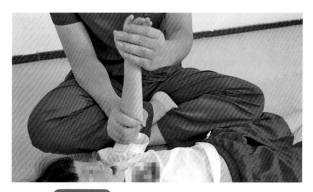

图 1-106 肘关节屈曲挛缩牵伸训练

4. 功能性活动训练

(1)推拉小汽车:

操作:患儿将手臂放在桌上,以肘关节为支点固定,前臂画弧线推拉玩具,训练手肘屈曲和伸展(图 1-107)。

(2)磁力棒训练:

操作:鼓励儿童一手握住磁力棒,以大拇指向上为起始位置,然后在手的左右两边分别放置小的圆形磁铁片,鼓励儿童做手心向下和手心向上的动作去吸起磁铁片到磁力棒上,训练旋前和旋后动作(图 1-108)。

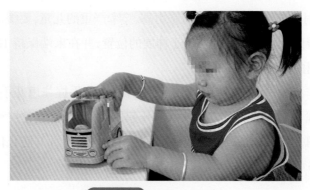

图 1-107 推拉小汽车

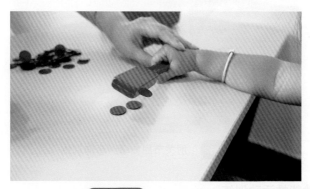

图 1-108 磁力棒训练

六、腕关节训练

(一)目的和意义

腕关节是手功能的具体实施者,腕掌关节训练除力量耐力训练外,姿势控制训练非常关键,当腕掌关节的稳定性提高,进一步锻炼腕关节活动度和协同控制能力,对提高手功能至关重要。

(二)方法

1. 腕关节活动度训练 腕关节的活动包括桡偏和尺偏,手腕屈曲和背伸。活动时注意固定好肩关节和肘关节,以防代偿出现。

2. 腕关节力量训练   手握重物做腕关节屈曲和背伸,如哑铃、沙袋(图 1-109)。

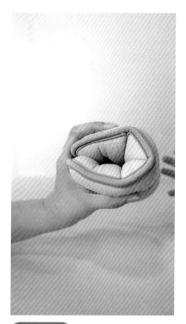

图 1-109   腕关节力量训练

3. 腕关节牵伸训练——手腕屈曲挛缩背伸牵伸

操作:在坐位下让儿童肘关节和腕关节充分伸展,治疗师鼓励儿童伸手去推治疗师的手掌,同时注意让儿童保持坐位姿势稳定(图 1-110)。

4. 功能性活动训练——拍球训练

操作:将小皮球放在桌上并向儿童说"拍小球",接着示范张开手掌拍小球,吸引儿童张开手掌拍桌面上的小球,目的是训练儿童腕关节屈曲和背伸(图 1-111)。

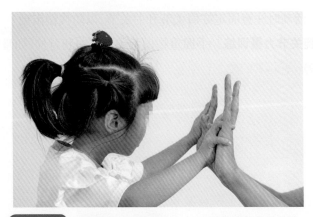

图 1-110　腕关节牵伸训练——手腕屈曲挛缩背伸牵伸

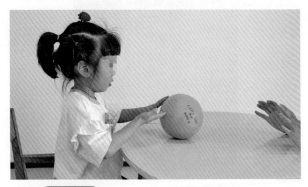

图 1-111　功能性活动训练——拍球训练

5. 游戏　游戏具有很大的娱乐性,可激发儿童的积极性,使之主动地参与训练活动,同时游戏可通过重复性活动,使所学到的技能得到强化和巩固。游戏还可以促进各个感官的协调和双手配合能力,并更好地开发儿童的智力。在游戏中所学的技能也能学以致用,结合到现实生活中,也有利于儿童更好地生活、学习和融入社会。在游戏活动中需要注意让儿童保持正确的游戏体位,安排适合的游戏环境,同时对游戏玩具、游戏活动的设计和执行进行挑选,并根据实际情况进行改进。

切比萨游戏：治疗师可示范用一手固定比萨玩具，另一只手握着玩具刀，把比萨切成两块，接着请儿童模仿用玩具刀将比萨切开，可训练儿童腕关节桡偏和尺偏，同时训练儿童双手配合的能力（图 1-112）。

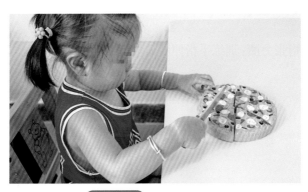

图 1-112　切比萨游戏

七、手部功能训练

（一）训练目的和意义

手部功能训练的最终目的是患儿可以做综合性、连续性、具有功能性的动作，达到用手完成各类日常生活所需活动的目的。手功能训练首先要保护现有手功能，进行活动度和肌力训练，防止现有功能的退步，其次是避免二次损伤，通过牵伸可以矫正手部的畸形，避免长期维持错误姿势导致进一步挛缩畸形。

（二）手部功能训练

1. 手部活动度训练　手功能康复过程中，关节活动度训练应尽早进行，避免关节活动度下降。关节活动度训练最好由患者主动进行，早期训练在无痛范围内进行，逐渐增加活动范围和活动次数；中后期训练，尽量达到最大活动范围。手指活动主要包括：屈和伸，外展和内收。

2. 手部力量训练　肌力训练，按照全范围关节活动度和无痛原则进行,注意关节保护和避免过度训练。运动方式从等长运动到等张运动和等速运动过渡。阻力大小由治疗师通过徒手或训练设备给予,通过增加练习次数可以增强肢体的耐力。

(1)握力器训练:使用握力器或握力球,训练手指屈曲抓握力量(图 1-113)。

(2)手指张力圈:训练手指伸展力量(图 1-114)。

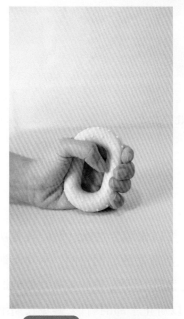

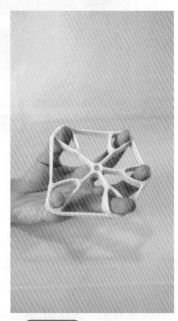

图 1-113　握力器训练　　　　图 1-114　手指张力圈

(3)拇指弹力环抗阻训练:使用橡皮筋或弹力环给予阻力,训练拇指屈伸的力量(图 1-115)。

(4)手部牵伸训练:治疗师首先对患儿手背部由尺侧向桡侧轻轻敲击,待手部张力稍缓解后,治疗师用一只手握住患儿拇指向外牵拉,另一只手握住其余四指,使其伸展。

（5）拇指外展牵伸训练：拇指屈曲内收挛缩畸形，伸直外展位牵伸（图 1-116）。

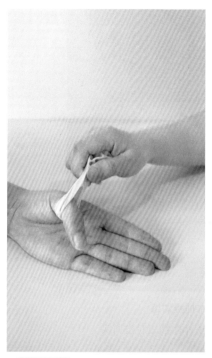

图 1-115　拇指弹力环抗阻训练

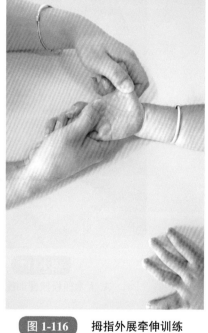

图 1-116　拇指外展牵伸训练

3. 功能性活动训练　掌指关节是手指分离运动能力的关键点。当儿童进行手部操作特别是分离性运动时，治疗师可以给予儿童掌指关节的支持，例如抓取木块、小球、小盒，或者捏小棍等手指分离运动操作的游戏。

（1）木插板训练：不同大小的木插板训练抓握和训练拇指和示指对指，同时训练儿童的手眼协调，可以由大到小，或按自己想法来插入木桩（图 1-117A、B）。

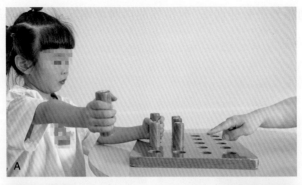

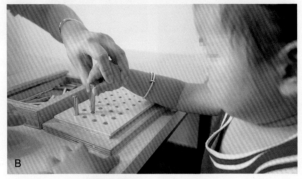

图 1-117 木插板训练

A. 大木插板抓握训练；B. 小木插板对指训练

（2）拧螺丝训练：手指灵活协调训练（图 1-118）。

（3）使用镊子夹珠子：手指功能性活动训练（图 1-119）。

4. 游戏训练 游戏是儿童正常成长发育过程中不可缺少的部分，而发育障碍儿童由于其自身运动、感觉等方面功能障碍，不能自如地进行游戏活动，但他们的正常身心发育离不开游戏。游戏本身还是儿童多种技能的综合表现，通过周密的游戏活动设计与安排，可以促进儿童多方面的发展，如运动功能、社交能力、自理能力、交流能力等[3]。

（1）钓鱼游戏：发声钓鱼游戏，可吸引儿童的注意力和活动积极性，同时训练手眼协调、双手配合和手腕活动能力（图 1-120）。

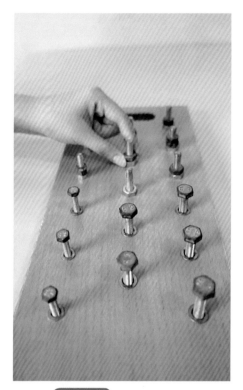

图 1-118　拧螺丝训练

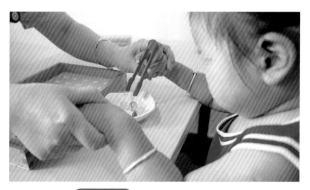

图 1-119　使用镊子夹珠子

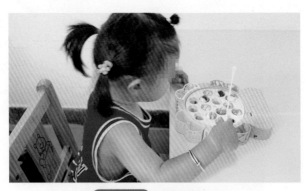

图 1-120   钓鱼游戏

（2）晾衣服游戏：准备不同颜色和形状的衣服卡片和不同颜色的晾衣夹，与儿童玩晾衣服游戏。引导儿童一手拿着衣服卡片，同时用另一手拿着晾衣夹，用拇指和示指对指捏开衣夹，将衣夹夹在衣服卡片上，可训练手指对指灵活性和对指力量（图 1-121）。

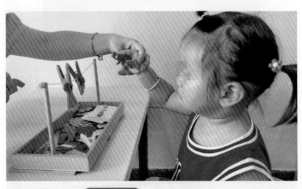

图 1-121   晾衣服游戏

（3）纸牌游戏：鼓励儿童用拇指和示指对指捏住纸牌，并学习如何用手指搓开一摞纸牌和抽取纸牌的技能，以训练儿童手指的灵活性，同时可用此游戏进行多人团体治疗，增加儿童的参与积极性和社交能力（图 1-122）。

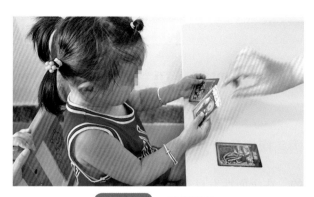

图 1-122　纸牌游戏

（4）制作黏土画：抓取少量黏土在指间，揉搓成小圆球并按压在卡纸上，做成一幅黏土画，训练儿童手指精细活动功能的同时也可以训练儿童的想象力和创造力（图 1-123）。

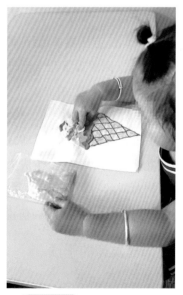

图 1-123　制作黏土画

（李海峰　李彦璇）

第四节 语 言 治 疗

一、语言康复治疗

1. 目的   在全面性发育迟缓患儿和脑瘫患儿的康复训练中，语言治疗也是不可或缺的一部分，语言治疗最根本的目的是在于预防和改善儿童不符合当前年龄发展水平的和不当的语言沟通方式。

2. 原则   为了取得更好的康复效果，在干预过程中应该遵守以下原则：早发现早干预；家庭参与；个体化干预；社会适应能力为重点，培养各种能力全面发展；多学科、多团队合作[5]。

3. 语言康复治疗常用方法

(1) 以治疗师为主导：该训练方法要求治疗师严格控制语言治疗的环境，保证环境的干净整洁，仅保留当下儿童活动所需的教具，消除环境因素在儿童学习语言过程中的干扰，在语言干预的过程中通过各种方式突出儿童所需的语言刺激。

(2) 以儿童为主导：由成人安排材料和活动，但儿童自主地进行活动。该训练方法不强调儿童在活动中能给予成人语言回应，更强调的是儿童能把语言刺激和相对应的行为／物品联系到一起。常见的以儿童为主导的训练方法有：自我谈话、平行谈话、仿说、扩展等。

二、0~5 岁儿童语言发育的干预

(一) 0~6 月龄婴儿言语和语言干预

0~6 月龄是大脑和视力发育的最关键时期。这个阶段，注意重点锻炼儿童的听觉和视觉的功能，以及触觉和观察能力。

以下为发展年龄 0~6 月龄婴儿的训练推荐(表 1-1)。

表 1-1　0~6 月龄发展里程碑

倾听和注意力	理解	语音和谈话	社交能力
转向熟悉的声音; 别人说话的时候 会看着别人的脸	辨认出父母 的声音; 常常被熟悉 而友好的声 音安抚	发出"咕咕"的声音; 发出声音以引起注意; 会自言自语	注视脸部并模仿面 部动作; 保持相当长的时间 的眼神交流; 从父母的声音中感 受不同的情绪

1. 倾听和注意力的训练——学会倾听和关注　多让儿童聆听不同的声音。在互动中用一种有趣的声音和他说话,使用不同的音调。

2. 语言理解能力的训练——区分熟人和陌生人　在日常照顾儿童的过程中,多面对面与儿童谈话,逗他玩耍,帮助儿童熟悉身边人物的脸孔与声音。

3. 语音和谈话的训练——轮流发声　当儿童躺在你面前,和他进行眼神交流,等待儿童主动发声。如果他有主动发声,等他停下来就模仿他的声音。再次停下来,让儿童有机会再次发声。

4. 社交能力的训练——理解情绪语调　有区别地使用不同语调。谈论愉快的事情时,要用感情充沛的语调,每次讲话后停下来,等待孩子的微笑。当儿童在做一些危险的事情时用坚定的声音告诉他"不"。

(二)6~12 月龄婴儿言语和语言干预

6~12 月龄的婴儿开始新的语言模式,会重复相同的音节,有意识地发声来与他人沟通。这个阶段要让儿童通过感官直接感知外在环境,获得对周围一切的认知,继而发展出语言。

以下为发展年龄 6~12 月龄婴儿的训练推荐(表 1-2)。

表 1-2　6~12 月龄发展里程碑

倾听和注意力	理解	语音和谈话	社交能力
准确定位声源；聚焦于不同的声音	明白"没有、不、拜拜"；听到自己的名字时停下来看了看；在手势和语境的支持下，能够理解简单的指令	使用咿呀学语声与成人交流；使用手势表达；12 个月左右，孩子开始使用单个词（如 baba、mama）	试着模仿成人的语言和嘴唇动作；轮流对话（使用咿呀学语）

1. 倾听和注意力的训练——寻找声源　可在儿童耳朵旁播放他熟悉的儿歌，引导儿童寻找声源。

2. 语言理解能力的训练——手势提示下可明白的简单的指令　可在自然情景中教学，当儿童拿着玩具时，成人可伸出手并表达"给"，让儿童将物品放在成人的手上，帮助儿童明白"给"的指令。

3. 语音和谈话的训练——手势沟通　可以在自然情景中教导儿童用手势表达想要的物品以及回应他人。

4. 社交能力的训练——轮流对话　当与儿童互动时，可以唱歌或者哼音调，然后停下来，对着他微笑，如果儿童唱歌，那就给他很多的微笑和掌声；如果他没有回应，可以停顿数秒，继续唱歌，再次创造机会。

（三）12~15 月龄幼儿言语和语言干预

12 个月幼儿逐渐开始可以理解我们对话中的部分词的含义，也渐渐开始表达一些不太清晰的单词（如鸭鸭）。对于处在该年龄段的儿童，我们可以留心观察他们的需求和表达方式，增加日常生活中的语言刺激。

以下为发展年龄 12~15 月龄幼儿的训练推荐（表 1-3）。

表1-3　12~15月龄发展里程碑

倾听和注意力	理解	语音和谈话	社交能力
开始注意到音乐,并且试图跟着唱歌;喜欢能产生声音的玩具或活动	能在对话中理解一些单词(如杯子);能理解简单的一步指令	至少能表达10个词;用手指表达自己的需求	喜欢和熟悉的人相处;喜欢短暂地注视成人

1. 倾听和注意力的训练——操作简单的发声玩具　可展示一个可发声的玩具,如玩具电话,先示范操作玩具,再引导儿童操作(图1-124)。

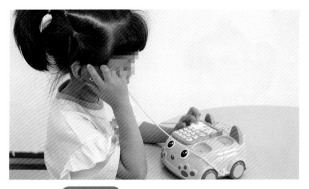

图 **1-124**　操作简单的发声玩具

2. 语言理解能力的训练——听从简单的一步指令　可在自然情景中进行教学。可发出简单的指令,如"拿、放"。比如让儿童拿起面前桌面上的电话机(图1-125)。

3. 语音和谈话的训练

(1)命名常用物品/动作:可以使用实物、微缩模型等材料来进行教学。可以指着物品让儿童熟悉,如电话,询问儿童"这是什么",如果儿童无法回答,则可以示范正确名称,等待儿童模仿(图1-126)。

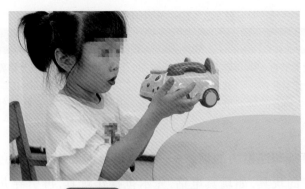

图 1-125   听从简单的一步指令

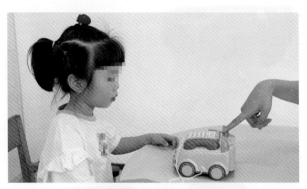

图 1-126   命名常用物品

(2)用手指指出自己想要的东西：可以出示儿童喜欢的物品(如电话)和儿童不喜欢的物品(如娃娃)，向儿童提问"你想要哪个"，等待儿童反应，如果儿童用手指指出自己想要的物品，则立刻把物品交给儿童(图 1-127)。

4. 社交能力的训练——喜欢和熟悉的人接触　在日常游戏中，可以加入躲猫猫、挠痒痒等亲子游戏，引导儿童来寻找熟悉的人或者寻求帮助，以此建立良好的亲子关系。

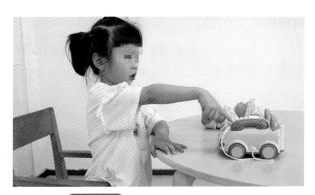

图 1-127 手指指向想要的物品

(四) 15~18 月龄幼儿言语和语言干预

15~18 月龄的幼儿能理解更多的词汇,他们能配合完成简单的一步日常指令,甚至开始能理解一些图片的含义。他们能表达的词汇量开始逐渐增多,但都以单词为主。他们可以在日常玩耍中使用多个物品,并可以进行简单地对物品做假想游戏。

以下为发展年龄 15~18 月龄幼儿的训练推荐(表 1-4)。

表 1-4 15~18 月龄发展里程碑

倾听和注意力	理解	语音和谈话	社交能力
倾听并回应简单的指令	能理解较多的单词以及少量的双词句; 能辨认和指出一些图片; 能把熟悉的物品交给成人	至少能表达 20 个词; 模仿成人的动作和发音; 在说话时有音调、音量、音高的变化; 在游戏时自言自语	能进行简单的假想游戏; 能独自玩耍; 接近熟悉的人时能感到快乐

1. 倾听和注意力的训练——倾听并回应简单的指令 可利用自然情景进行教学。如在准备带儿童出去玩时,提前准备好儿童当天需要穿的衣服,对儿童说"穿衣服",儿童点头回应并配合穿上了衣服,成人便带儿童出去玩耍。

2. 语言理解能力的训练

（1）理解双词句：可教导简单的主谓和动宾结构的双词句。如出示一个玩偶，告诉儿童"抱宝宝""宝宝坐"，若儿童无法正确理解，则先示范，引导儿童也做出对应的动作（图 1-128A、B）。

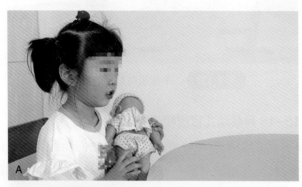

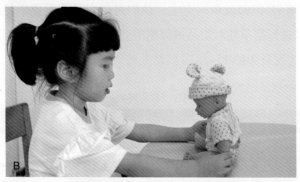

图 1-128 双词短语理解训练

（2）指认图片：出示两张卡片并向儿童介绍卡片的名称，接着成人说"×××在哪里"，让儿童用手指出卡片（图 1-129）。

3. 语音和谈话的训练方法——模仿成人的动作和发音 播放歌曲，与儿童一起唱歌表演动作，成人一边表演动作（如拍手、跺脚），引导儿童一边模仿相同的动作（图 1-130A、B）。

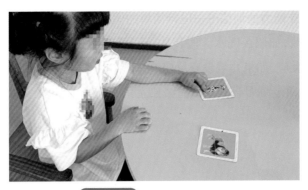

图 1-129　图片指认训练

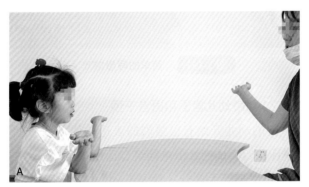

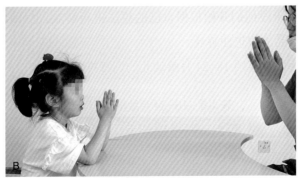

图 1-130　模仿动作和声音

4. 社交能力的训练——进行简单的假想游戏　可以示范进行简单的假想游戏,如假装喝水。假装从茶壶里倒水,示范如何假装喝水,等着看他的反应,如果儿童没有反应,可以帮助孩子拿杯子到他的嘴旁假装喝饮料,重复练习直到儿童能够独立完成(图 1-131)。

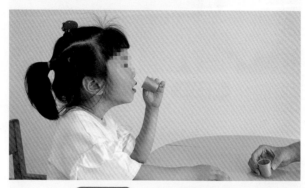

图 1-131　简单的假想游戏

(五) 18~24 月龄幼儿言语和语言干预

18~24 月龄的幼儿开始有很强烈的表达欲望,他们的单词容量也急速扩增,并且开始尝试把 2 个单词组合运用("喝奶奶""要抱抱")。该月龄的儿童可以理解大部分日常词汇,也可以完成大部分的环境指令。在这个阶段他们开始根据自己的想法进行游戏,也可以进行同时使用 2 个物品的假想性游戏。

以下为发展年龄 18~24 月龄幼儿的训练推荐(表 1-5)。

表 1-5　18~24 月龄发展里程碑

倾听和注意力	理解	语音和谈话	社交能力
专注于自己选择的活动; 能通过自己的名字注意到成人的语言(如"帆帆,吃饭")	能理解 200~500 个词; 能理解更多的简单指令	至少能表达 50 个词; 开始使用 2~3 个词句; 开始频繁地向他人提问	能进行指向玩具/他人的假想游戏; 模仿成人的手势、动作、面部表情

1. 倾听和注意力的训练——专注于自己的游戏　准备儿童喜欢的积木玩具若干，先出示搭建积木的程序图卡手册，让儿童自主选择想要搭建的物件，并鼓励儿童自行搭建该物件。

2. 语言理解能力的训练——理解指令　可在自然情景中教学。如要出门的时候，可对儿童说"拿妈妈的鞋子""拿宝宝的鞋子"，鼓励儿童正确完成指令。

3. 语音和谈话的训练

(1) 使用简单的疑问句：出示一个装有玩具的不透明布袋，让儿童把手伸进布袋触摸玩具，并让儿童猜测布袋里的是什么玩具，当儿童表示猜不出来的时候，就引导儿童使用"这是什么呀"表示提问，并将布袋中的玩具拿出（图 1-132A、B）。

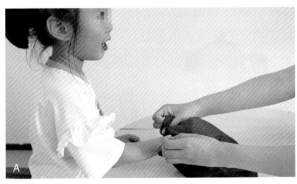

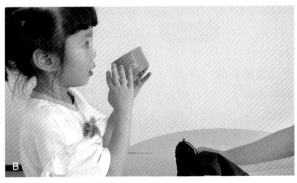

图 1-132　使用简单疑问句

（2）使用三词句：成人与儿童面对面坐下，进行推球游戏，成人先示范说出三词句"宝宝推球"，并把球推给儿童（图 1-133A）。成人取回球之后，鼓励儿童说出三词句"妈妈推球"，随即把球交给该儿童，由他把球推给其他成人（图 1-133B）。

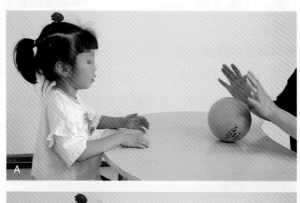

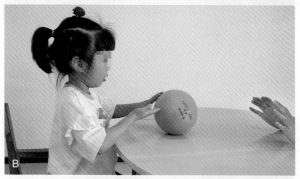

图 1-133　　使用三词句

4. 社交能力的训练

（1）进行指向他人／玩具的假想游戏：与儿童玩过家家的游戏，让儿童进行使用勺子和碗给洋娃娃喂饭的假想游戏（图 1-134A、B）。

（2）模仿成人的面部表情：在与儿童玩情景游戏时，模拟玩偶因为摔了一跤，或者因为心爱的玩具被弄坏了而哭泣的场景，请儿童模仿做出伤心哭泣的表情（图 1-135）。

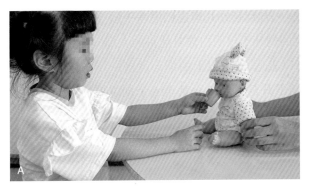

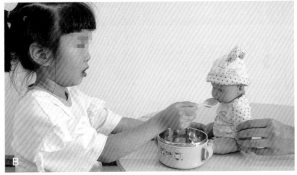

图 1-134　指向玩偶的假想游戏

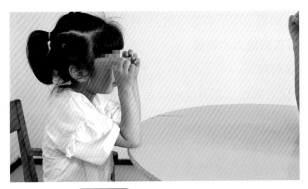

图 1-135　模仿成人的表情

（六）24~36 月龄幼儿言语和语言干预

2 岁大的幼儿不仅明白你对他讲的大部分内容，词汇量也在飞速扩充，已经可以表达 50 个以上的词汇。这一年中，他逐渐从使用 2~3 个词组成的句子升至 4 个、5 个甚至 6 个词组成的句子，还会开始使用人称代词并且理解"我的"的概念。

以下为发展年龄 24~36 月龄幼儿的训练推荐（表 1-6）。

表 1-6 24~36 月龄发展里程碑

倾听和注意力	理解	语音和谈话	社交能力
开始有兴趣地听谈话，但容易分心	理解抽象概念，包括方位词"里、上、下"、形容词"大、小"等；理解简单的含"谁、什么"的问题；理解在有图片支持的情况下的简单故事	使用 300 个单词，包括描述性词汇；使用 3~4 词句；能够使用代词"我、他、她"；能够使用方位词"里、上、下"	会进行对话，但话题维持时间短；对他人的游戏感兴趣并会加入；用言语而非行动表达对成人和同龄人的情感

1. 倾听和注意力的训练——增加谈话的持续时间 以绘本阅读为例，选择简短的绘本，有活动参与的书，鼓励他指出和命名物体，或者重复某些语句，随着他的语言能力增强，可以加入诗歌、打油诗或笑话等。

2. 语言理解能力的训练

（1）理解形容词——大小：出示 2 个大小不同的物品，成人说"大"或者"小"，让儿童指出相对应的物品，儿童能够正确理解后，要求儿童自己表达（图 1-136）。

（2）理解简单的含"什么"的问句：可出示一张小猫卡片，然后询问儿童"小猫爱吃什么"，如果儿童无法正确回答则可以语言提示"鱼"，若儿童不具备语言表达能力，也可以让儿童匹配图片（图 1-137）。

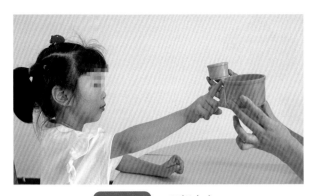

图 1-136　理解大小

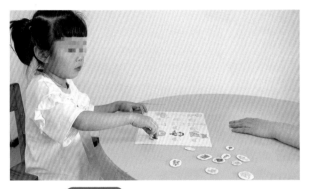

图 1-137　理解"吃什么"问句

(3)理解简单的含"谁"的问题:可以出示不同的动词卡片,然后询问儿童"谁在游泳",引导儿童正确回答,若儿童不具备语言表达能力,可让儿童正确指出目标图片(图 1-138)。

(4)理解在有图片支持的情况下的简单的故事:可选择图片多、文字少的绘本,用符合儿童语言水平的语言来描述绘本内图片的内容,在讲述完故事后,可以通过简单的提问来检验儿童对故事的理解程度(图 1-139)。

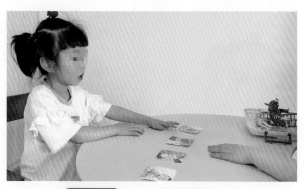

图 1-138   理解含"谁"的问句

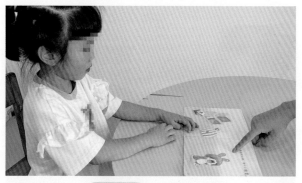

图 1-139   阅读绘本

3. 语音和谈话的训练

(1)使用描述性词汇:如举起一个红色杯子,问"这是用来干什么的"或"这是什么颜色",来引导儿童回答。

(2)使用含 3~4 词的句子:准备一套介绍各种活动的图片(如吃饭),接着成人随意出示其中一张,并示范表示(如"宝宝在吃饭"),鼓励儿童说出目标句,并参照这个语言结构描述剩下的图片。

(3)能够使用方位词——里:出示模型家具(如篮子)和玩具动物(如斑马、犀牛),让儿童把玩具动物放在篮子的里面,儿童正确放置后,则鼓励儿童说出玩具动物的位置,如"斑马在篮子的里面"(图 1-140)。

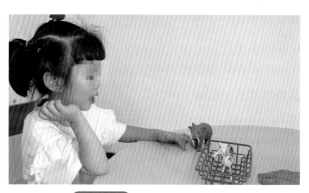

图 1-140　使用方位词"里"

4. 社交能力的训练——增加对话性话题的持续时间　成人示范扮作主持人访问儿童,请被访问的儿童介绍自己,如"说出姓名、性别、喜欢吃的水果、喜欢的人物、喜欢的玩具等",鼓励其他儿童介绍自己作简单交谈。

(七) 36~48 月龄学龄前期儿童言语和语言干预

到 3 岁时,儿童掌握的词汇量应该达到 300 个以上。他将有能力讲出 3~4 个字词组成的句子,并模仿成年人的大部分发音。儿童正在利用语言来帮助自己理解并参与身边发生的事情,他可以叫出大部分熟悉的物体,如果叫不出某个东西的名称时,他会发起提问。

以下为发展年龄 36~48 月龄儿童的训练推荐(表 1-7)。

表 1-7　36~48 月龄发展里程碑

倾听和注意力	理解	语音和谈话	社交能力
喜欢听故事	理解两步指令; 理解"为什么"的问题	使用 4~6 词句; 能够记住并喜欢讲故事或唱歌	理解轮流概念; 主动发起对话; 喜欢与同龄人玩耍; 会使用语言与成年人、同龄人争论

1. 倾听和注意力的训练——聆听故事　选择儿童喜欢的绘本，使用符合儿童理解水平的句子描述绘本的内容，在这个过程中可以使用有趣的语调和肢体动作，帮助维持儿童对故事内容的兴趣。

2. 语言理解能力的训练

（1）两步指令：成人在儿童面前放着不同的玩具和容器，发出一个两步的指令："把大象放在盖子上，把老虎放在盒子里"（图 1-141）。

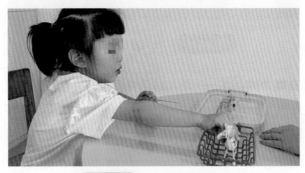

图 1-141　两步指令训练

（2）理解含"为什么"的问题：成人可以与儿童一起阅读绘本，在明白故事的内容后，运用"为什么"向儿童发问，如"宝宝为什么哭了"，等待儿童回应，如果儿童无法回答则可以使用绘本图片提示，引导儿童正确回答（图 1-142）。

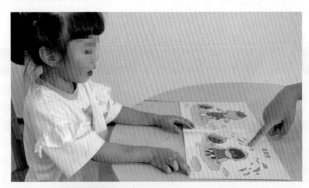

图 1-142　理解含"为什么"的问句

3. 语音和谈话的训练——讲述长篇故事或唱歌　成人与儿童参与活动时（如到海洋公园游玩、到玩具店购物、探望爷爷等），以拍照、图画记录过程中的细节（如地点、时间、看过的事物等），在活动完结后，运用这些照片、图片的记录，示范阐述过去的事件。

4. 社交能力的训练——理解轮流概念　成人将汽水罐、薯片罐或饮料瓶当作保龄球瓶，按已做标识排列在地上，让儿童排队，轮流将球推向保龄球瓶，然后拾回球交给下一位儿童继续参与活动。

（八）48~60 月龄学龄前期儿童言语和语言干预

儿童到 4 岁为止，词汇量将猛增到大约 1 500 个单词，而在 4~5 岁这一年还将增加大约 1 000 个单词。儿童可以用相对复杂的句子绘声绘色地讲故事。

以下为发展年龄 48~60 月龄儿童的训练推荐（表 1-8）。

表 1-8　48~60 月龄发展里程碑

倾听和注意力	理解	语音和谈话	社交能力
可以长时间地专注一项任务活动	理解排序，例如"第一、之后、最后"；理解形容词，例如"软、硬、光滑"	使用句法良好的句子，但可能仍然存在一些语法错误	能够选择自己的好友；与玩伴合作游戏；能够规划建设，玩角色扮演游戏；能够轮流进行较长时间的对话；能够使用语言获取信息，谈判，讨论感受、想法并发表意见

1. 倾听和注意力的训练——专注保持及探索训练　以阅读训练为例，选择儿童感兴趣的素材读物，经常给他读他喜欢的书，激发他的兴趣，为他提供各种学习和阅读相关文章的机会，让他自己主动去探索一切知识。

2. 语言理解能力的训练

（1）理解排序：与儿童玩小动物排队的游戏。发出指令说"排第一的是犀牛，排第二的是斑马，排最后的是老虎"（图 1-143）。

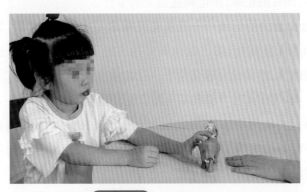

图 1-143　理解排序

（2）理解形容词——软、硬、光滑：出示并介绍不同质地的球，并让儿童用手触摸来感受不同的感觉。接着成人把两个小球放在儿童面前，指示儿童按照要求指出目标球，也可以将球放入神秘袋，让儿童按照要求摸出目标球（图 1-144）。

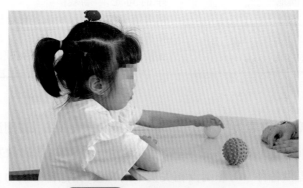

图 1-144　理解形容词"光滑"

3. 语音和谈话的训练——使用句法良好的句子 成人与儿童模拟进行抽奖游戏。成人出示礼物,介绍每份礼物的编号(可用颜色代替),并示范说出表示条件关系的句子"如果抽到 × 号,就可以得到 × ×(礼物名)"。示范完成后,由儿童从抽奖箱中抽出 1 张号码卡(如 1 号),并说出以上目标句子,接着成人将该份礼物送给儿童。

4. 社交能力的训练——与玩伴合作游戏 成人将儿童分成 2 组进行比赛,每组 4 人。请每组先派 2 位儿童站在起点,各手握 2 根木棒的一端。第 3 位儿童把积木放在木棒上,手持木棒的儿童负责把积木运到终点,由第 4 位儿童取下积木搭好。成人摇铃铛表示活动结束,把积木搭得最高的一组为胜。完成比赛后,让儿童分享合作进行比赛的过程及感受。

三、儿童言语障碍的干预

大约 70%~80% 的脑瘫儿童存在构音障碍,又称为运动性构音障碍[6]。运动性构音障碍是由于神经病变,与言语有关的肌肉麻痹、收缩力减弱或运动不协调而导致的。我们的治疗顺序按照构音器官和构音评定的结果来确定,遵循由易到难的原则。训练的内容包括呼吸训练、发声训练、共鸣训练、构音训练、韵律训练。

(一)呼吸训练

呼吸系统是声音的动力系统,呼气量多少、持续时间、控制能力直接影响语音的音量、音高等性质,因此呼吸系统训练包括腹式呼吸训练、气流控制训练、逐字增加句长训练、停顿换气训练。

1. 腹式呼吸训练 可以让儿童平躺,将玩具放在儿童的腹部,吸气的时候将玩具顶起来,呼气的时候落下,感受如何呼吸。

2. 气流控制训练

(1)快速呼气训练——吹蜡烛:将蜡烛点燃并放置在桌面,让儿童一口气把蜡烛吹灭(图 1-145)。

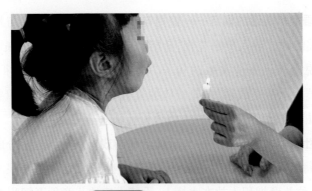

图 1-145　吹蜡烛训练

（2）缓慢呼气训练——吹泡泡：成人可以将泡泡棒放在儿童前方，让儿童缓慢均匀地吹气，吹出一个个大小不等的肥皂泡（图 1-146）。

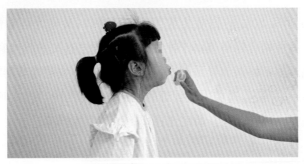

图 1-146　吹泡泡训练

（3）缓慢呼气训练——吹哨子：成人可以让儿童处于舒服的坐位，然后吹响哨子，哨子的声音可由小到大、由短到长（图 1-147）。

3. 逐字增加句长训练　针对儿童呼气力量不足的现象，可根据儿童的实际言语能力，通过让孩子一口气连贯地朗读词句，并循序渐进地增加句长，来增强孩子的言语呼吸支持能力。

4. 停顿换气训练　停顿换气训练遵循由易到难的训练原则，训练难度可从按词语停顿、句子成分停顿、按短文标点符号停顿递增。

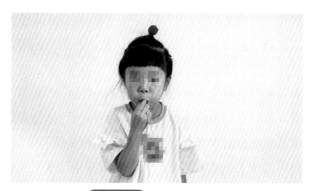

图 1-147　吹哨子训练

(二) 发声训练

声带震动是说话的动力源。如果呼吸和声带等存在器质性、功能性或神经性异常,则会引起音调异常、响度异常或音质异常。

1. 音量训练:儿童可以利用声控的玩具训练,此种训练玩具有控制音量的开关,可将音量由高至低进行调节,有效地改善儿童的音量。

2. 改善费力音——哈欠 - 叹息法:费力音是由于声带过分内收所致,声音好似从其中挤出来似的,因此,治疗的目的是让儿童获得更容易的发音方式。"打哈欠"是指将声道张得最大后进行深吸气;"叹息"是哈欠后舒适地张大声道后进行的深呼气(图 1-148)。

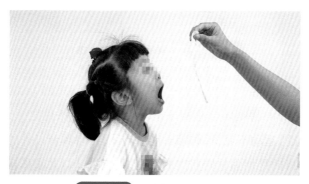

图 1-148　哈气 - 叹息训练

(1)要求儿童打哈欠：呼气时轻轻发叹气声，体会舒适感。

(2)要求儿童叹息时发 /h/：开始每次只发一个 /h/，逐渐增加到四至五个。

(3)要求儿童叹息时发 /he/：注意发音应该舒适、松弛、柔和。

(4)要求儿童叹息时发以 /h/ 开头的间语和句子：体会音调的变化。

(5)要求儿童叹息时发 /ɑ、i、u/，然后过渡到相关的词语和句子。

3. 头颈部为中心的放松训练　让儿童设想他的头是空铁球，让头"掉进"胸腔然后从前到后慢慢旋转，同时发声。

4. 双手相对推撑训练　气息音的产生是由于声门闭合不充分引起，因此主要克服途径是在发声时关闭声门。

操作：儿童两手掌与治疗师相对推撑时发 /ɑ-u/ 的声音。这种方法可以与打哈欠和叹息疗法结合应用，效果更好（图 1-149）。

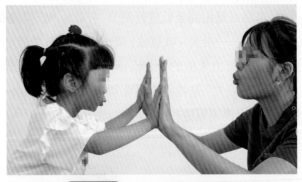

图 1-149　双手相对推撑训练

(三) 共鸣训练

具备良好的腭咽闭合是实现正常语音的先决条件之一，鼻音化现象是由于软腭运动不充分，腭咽不能适当闭合，将鼻音以外的音发成鼻音，治疗的目的是加强软腭肌肉的强度，本节将针对儿童鼻音化的现象做出训练推荐。

1. "推撑"疗法 儿童两手掌放在桌面上向下或向上推、两手掌相对或同时向下推时发 /a-u/ 的声音,随着一组肌肉的突然收缩,其他肌肉也趋向收缩,增加了腭肌的功能,这种方法可以与打哈欠 - 叹息疗法结合应用,效果更好,另外,也可以训练发舌后部音来加强软腭肌力(图 1-150)。

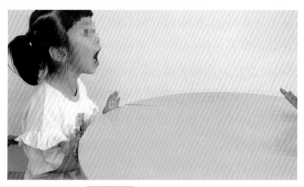

图 1-150 **"推撑"疗法**

2. 引导气流法 引导气流通过口腔,减少鼻漏气,如吹吸管、吹乒乓球、吹喇叭、吹哨子、吹奏乐器、吹蜡烛、吹羽毛、吹纸张,都可以用来集中和引导气流。

3. 使用腭托 当软腭下垂导致重度鼻音化构音,而且训练无效时,可以采用腭托来改善鼻音化构音。

(四) 构音训练

构音是通过构音器官各自的灵活运动以及它们之间的协调运动,产生清晰、有意义的言语(语音)声音的过程。构音系统是由口腔、鼻腔、咽腔及其附属器官组成的,其中最主要的构音器官有下颌、唇、舌、软腭等。从治疗学的观点看,往往针对的是异常的言语表现而不是构音障碍的类型。

下文将以儿童构音器官为导向作出训练推荐。

1. 口腔感知觉干预——海绵棒刷擦刺激　　如果儿童在感知运动阶段口部运动发育正常，那么他就会玩丰富的口部探索游戏、进食、口部清洁或玩不同的发声游戏，而这些游戏又给他们带来了丰富的口部触觉学习经验，有助于儿童触觉感知能力的发展。

操作：触觉干预遵循从敏感度低的部位到敏感度高的部位，从口腔外到口腔内。当开始进行口腔内触觉刺激时，先将合适大小的海绵棒放入口腔，从上牙龈开始，从中线处向后刷至一侧臼齿处，然后回到中线处，并从此处刷至另一侧臼齿处，按相同的方法刷下牙龈，在这个过程中可以同时刺激口腔内颊表面，最后刺激舌头，轻柔地在舌面转动，可以沿着中线从舌尖刺激到舌后部。如果触碰舌前部就出现呕吐反射，说明儿童舌头触觉敏感性较高，需要提高对触觉反应的耐受性；如果没有出现任何不适感觉，则可能存在敏感度低下的情况，需要提高其对触觉刺激的反应性（图 1-151）。

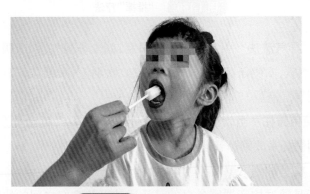

图 1-151　　海绵棒刷擦刺激

2. 口腔感知觉干预——口部按摩

操作：左右脸颊按摩各 1 分钟（从耳垂到嘴角按摩脸颊）；上嘴唇（从鼻底中央按摩至嘴唇中央，从鼻底右侧按摩至嘴唇右上角，从鼻底左侧按摩至嘴唇左上角）、下嘴唇（从颏部中央按摩至嘴唇中央，从颏部右方按摩至嘴唇右下角,从额部左方按摩至嘴唇左下角)按摩各 1 分钟(图 1-152)。

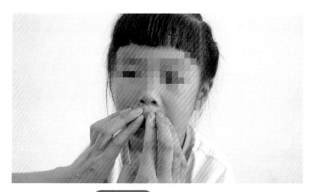

图 1-152　口部按摩

3. 下颌运动训练——咀嚼练习　是治疗下颌运动障碍的一种主要的方法,主要用于改善下颌的运动功能,常用的咀嚼工具有婴儿磨牙器、T 字牙胶、P 字牙胶、食物等。咀嚼练习时将食物或牙胶放置在大牙处,可逐渐增加食物的硬度,使用牙胶的时候遵循从软到硬的原则。此项训练中注意适度原则,防止过于疲劳(图 1-153)。

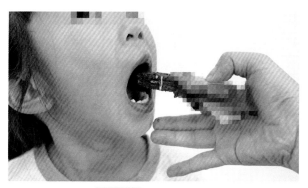

图 1-153　咀嚼练习

4. 口唇运动训练——展唇训练　唇的强化和运动训练的目的是维持正常的唇运动模式,提高唇肌运动的多样性。

操作:

(1)牙齿咬合,嘴角上提,发 /i/,坚持 5 秒钟,放松,重复数次(图 1-154)。

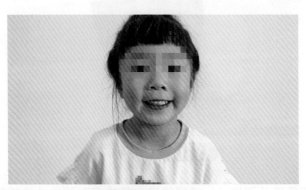

图 1-154　展唇训练

(2)圆唇发 /u/,坚持 5 秒钟,放松,重复数次(图 1-155)。

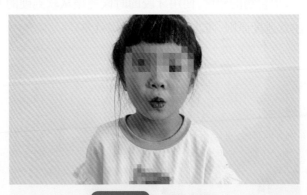

图 1-155　圆唇训练

5. 口唇运动训练——压舌板闭合训练　锻炼合唇能力,用嘴唇自然将压舌板夹住,不可用牙齿辅助,坚持 15 秒钟,重复数次(图 1-156)。

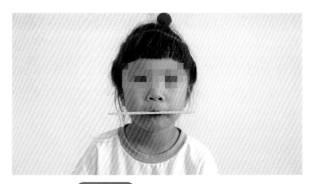

图 1-156　压舌板闭合训练

6. 口唇运动训练——纽扣拉力训练　锻炼圆唇能力,将纽扣放置在门牙和双唇之间,保持纽扣与门牙处于平行状态,用嘴唇将纽扣抿住不被绳拉走,坚持 15 秒钟,重复数次(图 1-157)。

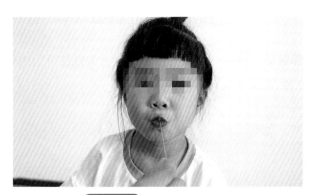

图 1-157　纽扣拉力训练

7. 舌部运动训练——舌头上抬运动　舌部运动训练的目的是通过一些较为复杂的舌的运动,来阻止异常舌运动模式,增加正常的舌运动模式,并且增加舌运动的多样性。

操作:

(1)舌与上齿吮吸:将舌尖抵住上齿内侧,舌两侧向上卷起,轻轻回吸,发出"啧啧"声,重复数次。

（2）舌体与硬腭吮吸：将整个舌体吸至硬腭中部，收紧，放松，回吸发音，重复数次。

（3）舌抵住上门牙后方，舌体持续收缩用力，保持30秒，重复数次（图1-158）。

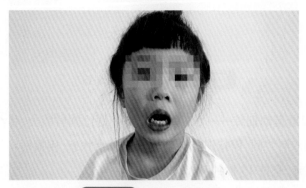

图1-158 舌头上抬训练

8. 舌部运动训练——舌根上抬训练 舌尖抵住下齿内侧，舌根抬起，保持30秒，重复数次（图1-159）。

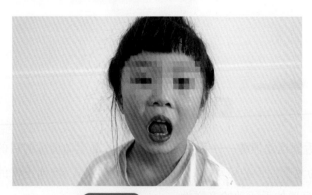

图1-159 舌根上抬训练

9. 舌部运动训练——侧向运动训练 张开嘴巴，将舌尖向左抵住左侧唇角，接着向右抵住右侧唇角，左右交替运动，重复数次（图1-160A、B）。

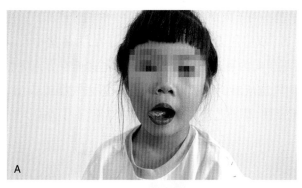

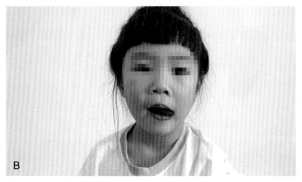

图 1-160 舌头侧向运动训练

视频 1-3
发音练习

10. 发音练习 可先做无声的构音运动,最后轻声地引出靶音。原则是先训练发元音,然后发辅音,辅音先由双唇音开始,待能发辅音后,要训练将已掌握的辅音与元音相结合,最后过渡到单词和句子的训练(视频 1-3)。

汉语辅音可按照部位和发音方法进行分类。辅音根据发音部位分为:双唇音 /b/、/p/、/m/,由双唇发出;唇齿音 /f/,由上齿和下唇发出;舌尖中音 /d/、/t/、/n/、/l/,舌尖顶在上齿龈发出;舌根音 /g/、/k/、/h/,舌向后收起,由舌根发音;舌面音 /j/、/q/、/x/,舌尖放在下齿背,舌面前部向前顶起;舌尖前音 /z/、/c/、/s/,舌尖顶在上齿背发出;舌尖后音 /zh/、/ch/、/sh/、/r/,也称为翘舌音,舌尖顶在上齿龈和硬腭的交界处。

本节示范一对不同部位塞音 /p/ 与 /k/ 的构音训练：

（1）/p/ 音：双唇用力闭合，嘴角不要用力，力量集中在双唇的中间部分，双唇不要向内裹，发音时，双唇中部迅速而有力地突然打开并有一股明显的气流从唇的中部冲出，发出双唇送气爆破音 /p/，可选择纸条作为视觉反馈，帮助儿童掌握送气这一特征（图 1-161）。

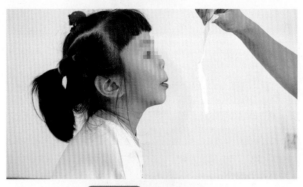

图 1-161   **/p/ 音训练**

（2）/k/ 音：发音时，嘴巴微张，舌根前部抵住上软腭，阻碍气流，让气流冲破舌根的阻碍，迸发成音，可选择纸条作为视觉反馈，帮助儿童掌握送气这一特征（图 1-162）。

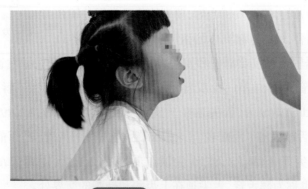

图 1-162   **/k/ 音训练**

(五) 韵律训练

由于运动障碍,很多儿童的语言表达缺乏抑扬顿挫及重音变化而表现出音调单一、音量单一及节律的异常。可用电子琴、节拍器等乐器设备让儿童随音的变化训练音调和音量。

以下主要针对单一模式音调儿童,推荐升调与降调的训练。

1. 升调练习(图 1-163)

(1)聆听木琴各种音符,并试着呼出它们的音调。

(2)继续哼音调,但在某个音调处停顿,使用对应音符的音调从 1 数到 5。

(3)用唱歌形式将韵母 /ɑ、o、e、i、u、ü/ 配上某种音调唱出。

(4)重复唱,在停顿处用对应音符的音调说出六个韵母。

(5)用六个韵母 /ɑ、o、e、i、u、ü/,在每个韵母前加 /h/ 音,先从低音调开始,然后逐渐上升到高音调。

(6)以较快的速度重复进行步骤 5 的训练,听起来像在大笑。

(7)采用疑问的语气(升调)发出每一个韵母。

(8)以逐渐抬高音调的方式,叹息着发出三个韵母 /ɑ、i、u/,最后用最高的音调从 1 数到 5。

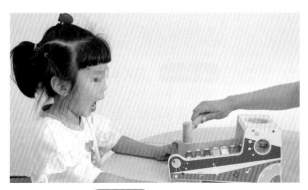

图 1-163　升调练习

2. 降调练习（图 1-164）

（1）聆听木琴各种音符，并试着呼出它们的音调。

（2）继续哼音调，但在某个音调处停顿，使用对应音符的音调从 1 数到 5。

（3）用唱歌形式将韵母 /ɑ、o、e、i、u、ü/ 配上某种音调唱出。

（4）重复唱，在停顿处用对应音符的音调说出六个韵母。

（5）用六个韵母 /ɑ、o、e、i、u、ü/，在每个韵母前加 /h/ 音，先从高音调开始，然后逐渐下降到低音调。

（6）以较快的速度重复进行步骤 5 的训练，听起来像在大笑。

（7）采用回答问题的语气（降调），发出每一个韵母。

（8）以逐渐降低音调的方式，叹息着发出三个韵母 /ɑ、i、u/，最后用最低的音调从 1 数到 5。

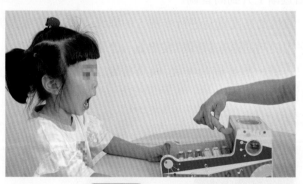

图 1-164　降调练习

（李海峰　赵　茹　唐瑞姿　王洲宁）

第五节　中医康复治疗常用方法

一、推拿疗法

(一) 常用体位

1. 仰卧位　患儿仰卧于治疗床上,双手位于肢体两侧,保持舒适、放松情绪的前提下,充分暴露治疗部位。

2. 俯卧位　患儿面部朝下俯卧于治疗床上,此体位便于小儿捏脊等治疗。

3. 坐位　患儿独坐于治疗床上,双腿自然弯曲,必要时,没有独坐能力的患儿可采取家长抱坐或者抱卧的体位,可增加患儿的安全感。

(二) 操作手法

1. 推法　以拇指或示、中两指的螺纹面着力,附着在患儿体表一定的穴位或部位上,做单方向的直线或环绕移动,称为推法。临床上根据操作的方向不同分为直推法、旋推法、分推法、合推法。

(1) 直推法:

操作:以一手握持患儿肢体,暴露治疗部位,另一手拇指自然伸直,以螺纹面或其桡侧缘着力,在操作部位做直线性推动,频率每分钟约 250 次(图 1-165)。

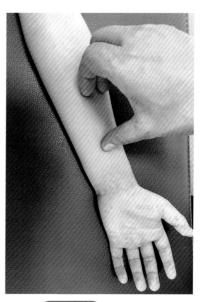

图 1-165　直推法

(2)旋推法：

操作：以拇指螺纹面着力，在操作部位上拇指主动运动，带动着力部分做顺时针方向的环旋运动，频率每分钟约 200 次（图 1-166）。

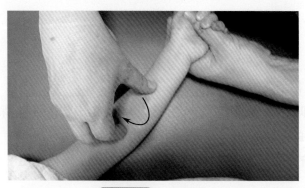

图 1-166   旋推法

(3)分推法：

操作：以双手拇指螺纹面或桡侧缘，或用双掌着力，稍用力附着在操作部位上，用腕部或前臂发力，带动着力部分自穴位或部位的中间向两旁做直线或弧线推动。一般可连续分推 20~50 次（图 1-167）。

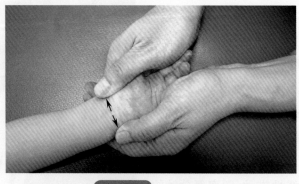

图 1-167   分推法

（4）合推法：合推法是与分推法相对而言的。

操作：以双手拇指螺纹面或双掌着力，稍用力附着在操作部位的两旁，用腕部或前臂发力，带动着力部分自两旁向中间做相对方向的直线或弧线推动（图 1-168）。

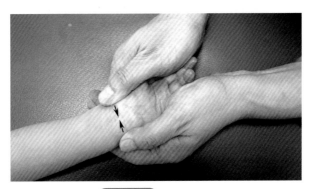

图 1-168　合推法

2. 按法　以拇指或中指的指端或螺纹面，或掌面（掌根）着力，附着在治疗部位上，逐渐用力向下按压，按而留之或一压一放地持续进行，称为按法。根据着力部位不同分为指按法和掌按法。

（1）拇指按法：

操作：拇指伸直，其余四指握空拳，示指中节桡侧轻贴拇指，指向关节掌侧，起支持作用。以拇指螺纹面或指端着力，吸定于治疗部位上，垂直用力，向下按压，持续一定的时间，按而留之，然后放松，再逐渐用力向下按压，如此一压一放反复操作（图 1-169）。

（2）中指按法：

操作：中指指间关节、掌指关节略屈，稍悬腕，以中指指端或螺纹面着力，吸定于治疗部位上，垂直用力，向下按压（图 1-170）。

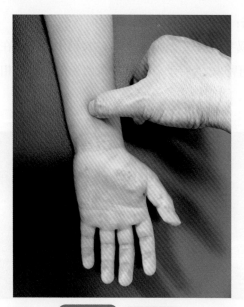

图 1-169　拇指按法

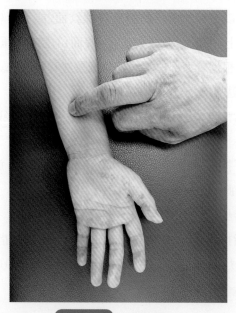

图 1-170　中指按法

(3)掌按法：

操作：腕关节背伸，五指放松伸直，以掌面或掌根着力，附着在治疗部位上，垂直用力，向下按压，并持续一定的时间，按而留之（图1-171）。

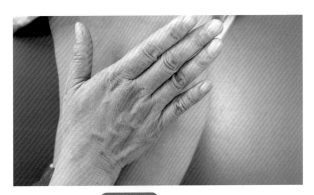

图 1-171　掌按法

3. 揉法　以手指的指端或螺纹面、手掌鱼际、掌根着力，吸定于治疗部位上，做轻柔和缓的环旋揉动，并带动该处的皮下组织一起揉动，称为揉法。临床上根据着力部分的不同，可分为指揉法、鱼际揉法、掌根揉法三种。

(1)指揉法：以拇指或中指的指面或指端，或示指、中指、无名指指面着力，吸定于治疗部位上，做轻柔和缓、小幅度的环旋揉动，使该处的皮下组织一起被揉动。根据着力部分的不同，可分为拇指揉法、中指揉法、示中二指揉法和示中无名三指揉法（图1-172）。

(2)鱼际揉法：以鱼际部着力，附着于治疗部位上，稍用力下压，腕部放松，前臂主动运动，通过腕关节带动着力部分在治疗部位上做轻柔和缓、小幅度的环旋揉动，使该处的皮下组织一起被揉动（图1-173）。

(3)掌根揉法：以掌根部分着力，吸定于治疗部位上，稍用力下压，手腕放松，以肘关节为支点，前臂主动运动，通过腕关节带动着力部分在治疗部位上做轻柔和缓、小幅度的环旋揉动，使该处的皮下组织一起被揉动（图1-174）。

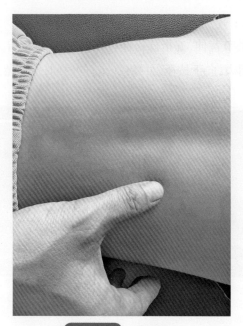

图 1-172　指揉法

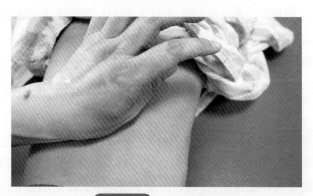

图 1-173　鱼际揉法

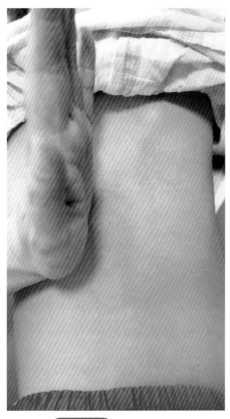

图 1-174　掌根揉法

4. 摩法　以示指、中指、无名指、小指的指面或掌面着力,附着于治疗部位上,做环形而有节律的抚摩运动,不带动皮下组织,称为摩法,分为指摩法与掌摩法两种。

(1)指摩法:示指、中指、无名指、小指四指并拢,掌指关节自然伸直,腕部微悬屈,以指面着力,附着于治疗部位上,前臂主动运动,通过腕关节做顺时针或逆时针方向的环形摩擦(图 1-175)。

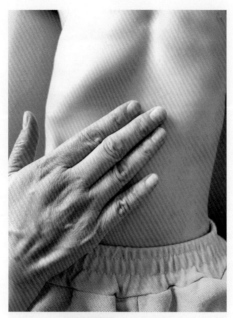

图 1-175　指摩法

(2)掌摩法：指掌自然伸直，腕关节微背伸，用掌面着力，附着于治疗部位上，腕关节放松，前臂主动运动，通过腕关节连同着力部分做顺时针或逆时针方向的环形摩擦（图 1-176）。

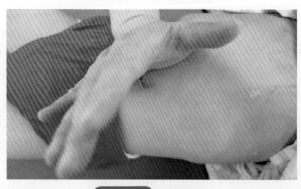

图 1-176　掌摩法

5. 捏法　以单手或双手的拇指与示、中两指的指面,或拇指与四指的指面做对称性着力,夹持住患儿的肌肤或肢体,相对用力挤压并一紧一松逐渐移动,称为捏法。小儿捏法主要用于脊背部,故又称捏脊法。

操作:患儿取俯卧位,被捏部位裸露,操作者双手呈半握拳状,拳心向下,拳眼相对,用两拇指指面的前 1/3 处或指面的桡侧缘着力,吸定并顶住患儿龟尾穴旁的肌肤,示指、中指的指面前按,拇指、示指、中指同时用力将该处的皮肤夹持住并稍提起,然后双手交替用力,自下而上,一紧一松挤压向前移动至大椎穴处(图 1-177)。

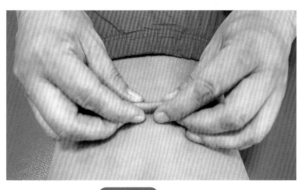

图 1-177　捏法

6. 掐法　以拇指爪甲切掐患儿的穴位或部位,称为掐法,又称"切法""爪法""指针法"(图 1-178)。

操作:操作者手握空拳,拇指伸直,指腹紧贴在示指中节桡侧缘,以拇指指甲着力,吸定在治疗部位上,逐渐用力进行切掐。

7. 运法　以拇指螺纹面或示指、中指的螺纹面在患儿体表做环形或弧形运动,称为运法。

操作:一手托住患儿手臂,使被操作的部位或穴位平坦向上,另一手以拇指或示指、中指的螺纹面着力,轻附着在治疗部位上,做由此穴向彼穴的弧形运动;或在穴周做周而复始的环形运动,每分钟操作60~120 次(图 1-179)。

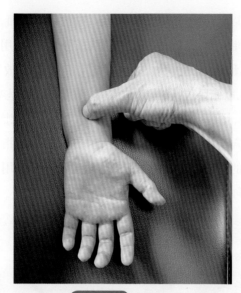

图 1-178　掐法

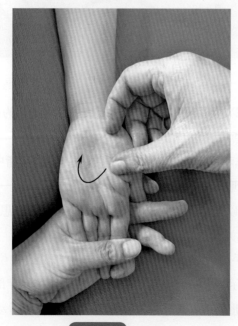

图 1-179　运法

8. 拿法　以单手或双手的拇指与示中两指相对夹捏住某一部位或穴位处的肌筋,逐渐用力内收,并做一紧一松的拿捏动作,称为拿法。有"捏而提起谓之拿"的说法。

操作:以单手或双手的拇指与食中两指的螺纹面的前 1/3 处相对着力,稍用力内收,夹持住某一部位或穴位处的肌筋,并进行一紧一松的、轻重交替的、持续不断的提捏动作(图 1-180)。

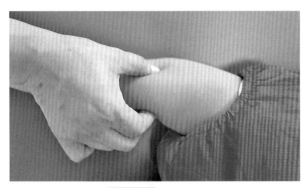

图 1-180　拿法

9. 搓法　以双手掌侧做对称性夹持或托抱住或平压住患儿肢体的一定部位,交替或同时相对用力做相反方向的来回快速搓揉,同时沿肢体做上下往返移动,称为搓法。

操作:患儿取坐位,以双手的指掌面着力,附着在肢体的两侧,相对用力夹持住患儿肢体做相反方向的来回快速搓揉,同时沿肢体做上下往返移动(图 1-181)。

10. 摇法　将患儿肢体关节做被动性的环形旋转运动,称为摇法。

操作:以一手托握住患儿需摇动关节的近端肢体,另一手握住患儿需摇动关节的远端肢体,做缓和的环形旋转运动(图 1-182)。

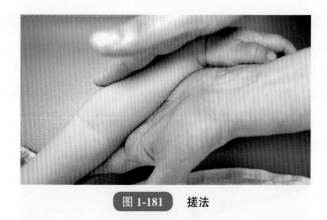

图 1-181 搓法

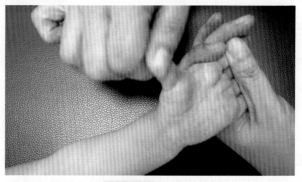

图 1-182 摇法

（三）注意事项

1. 推拿室应选择避风、避强光、安静的房间,室内要保持清洁卫生,温度适宜,保持空气流通,减少无关人员走动。

2. 推拿医师应态度和蔼,认真操作,随时观察患儿的反应;应保持双手清洁,不佩戴戒指、手镯等饰品;应经常修剪指甲,保持指甲圆润,避免损伤患儿肌肤;如遇寒冷天气,应保持双手温暖,避免患儿受凉而加重病情。

3. 推拿时长应根据患儿年龄大小、病情轻重、体质强弱及手法的特殊性而定,一般 30 分钟左右,根据病情随时调整。

4. 患儿过饥过饱,均不利于推拿疗效的发挥,最佳的推拿时间宜在饭后 1 小时进行,容易发生吐奶呛奶的小月龄儿童应提前 1~2 小时喂奶,避免因吐奶呛奶引发窒息。

5. 在患儿哭闹时,应先安抚患儿情绪再进行推拿治疗,推拿时应注意患儿体位,以舒适为宜,这样既能消除患儿的恐惧感,又便于医师操作。

6. 每次推拿完一个患儿后,推拿医师应当认真洗手并消毒,保持手卫生,避免交叉感染。

(四) 禁忌证

1. 皮肤破溃处,以及有皮肤破损、皮肤炎症、疔疮、疖肿、脓肿、不明肿块、伤口瘢痕的局部。

2. 有明显的感染性疾病,如骨结核、骨髓炎、蜂窝织炎、丹毒等。

3. 有急性传染病,如猩红热、水痘、病毒性肝炎、肺结核、梅毒等。

4. 有出血倾向的疾病,如血小板减少性紫癜、白血病、血友病、再生障碍性贫血、过敏性紫癜等,以及正在出血和内出血的部位禁用推拿手法,避免经推拿手法刺激后出现再出血或出血加重。

5. 骨与关节结核和化脓性关节炎局部应避免推拿,存在肿瘤、外伤骨折、脱位等疾病也不适宜推拿。

6. 严重的心、肺、肝、肾等脏器疾病或有严重症状而诊断不明确者慎用[7]。

(五) 推拿疗法

1. 头颈部

(1) 推揉法:

操作:患儿俯卧位,操作者用一指禅推法从大椎推至神庭,反复操作 2~3 遍,并按揉大椎、哑门、风池、百会、神庭等穴位(图 1-183)。

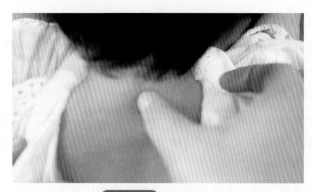

图 1-183　　推揉法

（2）拿肩井：

操作：患儿俯卧位或坐位，操作者双手拇示指相对，捏拿患儿肩井穴，操作 5 遍为宜，本手法适用于斜方肌紧张、颈部过度伸展的患儿（图 1-184）。

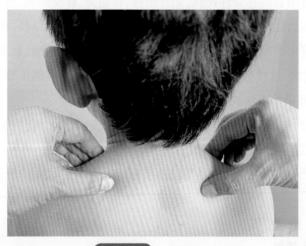

图 1-184　　拿肩井

2. 腰背部

（1）循经按揉法：

操作：患儿俯卧位，操作者用一指禅推法推督脉及足太阳膀胱经，重点按揉身柱、神道、至阳、筋缩、中枢、命门、腰阳关、肾俞、关元俞等穴位。掌滚华佗夹脊穴及整个腰臀部。

(2)小儿捏脊法：

操作：患儿俯卧位，背部放平，操作者双手拇指桡侧缘顶住骶部正中皮肤，示、中两指前按，三指同时用力提拿皮肤，由下而上双手交替捻动向前，以督脉经为中心，自长强穴至大椎穴，旁及夹脊及膀胱经，循环操作 3~5 遍（图 1-185）。

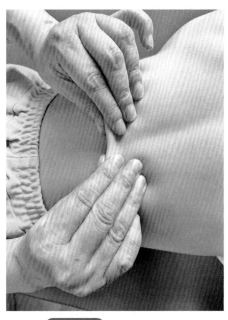

图 1-185 小儿捏脊法

(3)空心掌拍法：

操作：患儿俯卧位，操作者有节奏地用空心掌拍击脊柱及脊柱两侧的膀胱经。本法有疏通气血，通经活络的作用（图 1-186）。

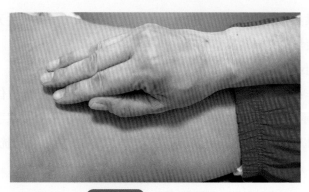

图 1-186   空心掌拍法

3. 上肢部（视频 1-4）

视频 1-4
上肢部及
下肢部推拿
方法

（1）一指禅推法：

操作：操作者用一指禅推法沿手臂内侧由上往下推，再沿手臂外侧由下往上推，舒缓肌肉张力手法宜偏轻，增强肌肉兴奋性手法宜较重。重点按揉肩髃、肩髎、肩贞、臂臑、曲池、手三里、外关、内关、神门、合谷、劳宫等穴位（图 1-187）。

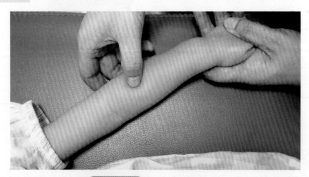

图 1-187   一指禅推法

（2）展肩法：

操作：操作者一手握住患儿手掌，掌心朝前，另一手固定肩关节，将肩关节外展 90°,此法适用于肩内旋内收的患儿(图 1-188)。

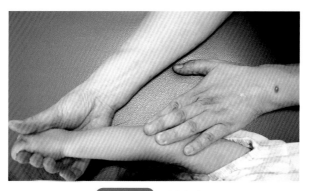

图 1-188 展肩法

(3)屈肘法：

操作：操作者一手托住患儿肘关节,另一手握住腕部,令患儿肘窝及掌心向上,做肘关节的屈伸(图 1-189)。

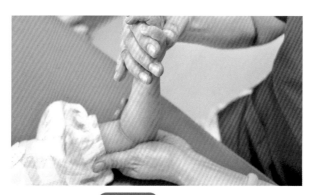

图 1-189 屈肘法

(4)整腕伸肘法：

操作：操作者一手固定患儿肘关节,另一手握住其手掌,拉直前臂充分伸展肘关节,同时尽可能背屈腕关节。此法适用于肘屈曲挛缩、腕关节下垂的患儿(图 1-190)。

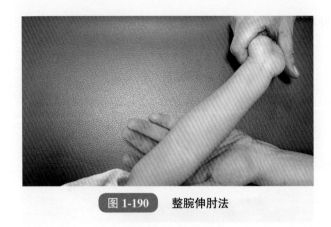

图 1-190   整腕伸肘法

（5）伸指法：

操作：操作者用双手拇指按揉患儿手掌，由手心向鱼际与小鱼际方向舒展，再沿各手指推向指端；或用一手伸展孩子的拇指，另一手伸展其余四指。此法适用于手指屈曲挛缩，手握拳的患儿（图 1-191）。

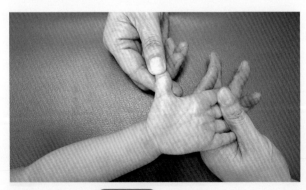

图 1-191   伸指法

4. 下肢部

（1）一指禅推法：

操作：操作者用一指禅推法沿腿部前侧，外侧和后侧由上往下推，内侧由下往上推，舒缓肌肉张力手法宜偏轻，增加肌肉兴奋性手法宜较重。因下肢肌肉厚实,亦可用掌揉法,掌滚法。重点按揉髀关、伏兔、梁丘、血海、犊鼻、膝阳关、阳陵泉、阴陵泉、足三里、悬钟、三阴交、太溪、解溪、照海、环跳、承扶、风市、委中、承山、昆仑、申脉、丘墟、足临泣、涌泉等穴位(图 1-192)。

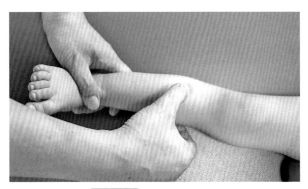

图 1-192　　一指禅推法

(2)分髋法:

操作:患儿仰卧位,双腿向外伸展,操作者先按揉两侧内收肌群 5 分钟,缓解内收肌群的痉挛,然后双手握住两侧膝关节处,缓慢将双侧大腿分开,使髋关节外展至一定程度,以患儿感到轻微疼痛为度,维持 10~15 秒,放松 1 分钟,反复 10~20 次,此法适用于内收肌群肌张力增高的患儿。分髋时注意不要用力过猛,以防拉伤肌肉(图 1-193)。

(3)髋外旋法:

操作:患儿仰卧位,操作者一手固定其一侧膝关节,将其屈曲外展,另一手握住该侧下肢足踝,将其放在对侧膝关节上,轻轻按压屈曲的膝关节,带动髋关节外旋外展(图 1-194)。

(4)压膝法:

操作:患儿仰卧位,操作者双手叠放于膝部缓慢按压,此法适用于膝关节挛缩屈曲的患儿(图 1-195)。

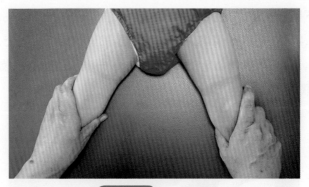

图 1-193 分髋法

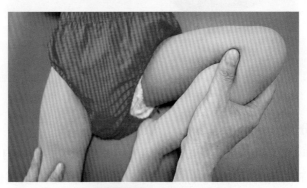

图 1-194 髋外旋法

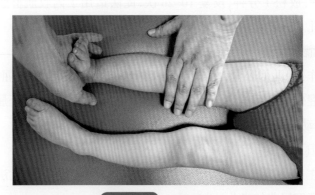

图 1-195 压膝法

（5）整足法：

操作：患儿仰卧位，操作者一手按压其膝部，另一手握住脚掌使其足尖向上，用力将其背屈。压足整足法：患儿俯卧位，下肢屈曲成 90°，操作者一手扶住小腿以固定，另一手握住脚掌使其足尖向下，用力将其背屈，固定数秒，重复 10~20 次，此法适用于足下垂和足内翻、外翻的患儿（图 1-196）。

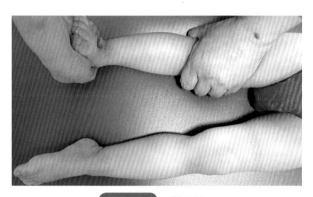

图 1-196　整足法

（6）压臀法：

操作：患儿俯卧位，操作者双手按于其臀部缓慢持续下压，或一手握住患儿小腿固定，另一手肘按压其臀部，此法适用于髋关节挛缩的患儿（图 1-197）。

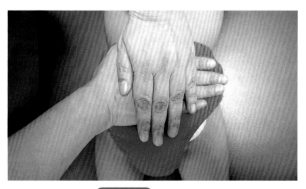

图 1-197　压臀法

(7)坐位腘绳肌牵拉法：

操作：患儿坐位，双膝关节伸直，髋关节适度外展，操作者双手固定并伸展患儿膝关节，通过弯腰适度压迫患儿躯干前倾，以达到牵拉腘绳肌的目的，本法可缓解腘绳肌挛缩，适用于因腘绳肌痉挛导致膝关节屈曲不能伸展的患儿。

5. 吞咽障碍的推拿方法

(1)按揉法：

操作：操作者用双手拇指在患儿两侧面颊、颞颌关节做环形放松按揉3分钟。令患儿头稍后仰，操作者用大拇指和示指在喉结两侧约2~3cm处做环形放松按揉3分钟（图 1-198）。

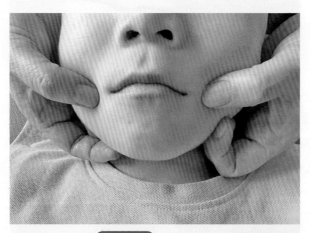

图 1-198   按揉法

(2)点按法：

操作：操作者点按水沟、翳风、颊车、地仓、承浆、风池、哑门、廉泉、聚泉、金津、玉液等穴位，每个穴位按 30~50 次（图 1-199）。

(3)拍打法：

操作：操作者用手指指腹轻拍两侧面颊及下颌，并点叩口轮匝肌（图 1-200）。

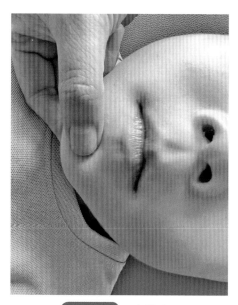

图 1-199 点按法

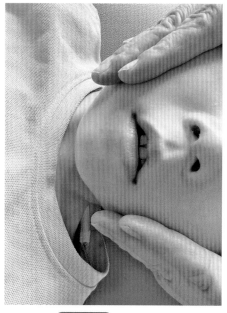

图 1-200 拍打法

二、针灸疗法

针灸疗法主要包括针刺和灸法。运用经络腧穴理论,以经络辨证为特色,结合脏腑及八纲辨证等方法,对临床上各种不同的证候进行相应的配穴处方,依方施术,或针、或灸、或针灸并用,或补、或泻,或平补平泻,或补泻兼施,以通经脉,行气血,调脏腑,和阴阳,从而起到治疗疾病的作用。

（一）毫针刺法：

1. 器具介绍　毫针是针灸临床最常用的针具,临床使用率最高的毫针是直径为 0.28~0.30mm,长短为 25~75mm 的毫针。

（1）短针：直径 0.30mm,长度 25mm（图 1-201）。

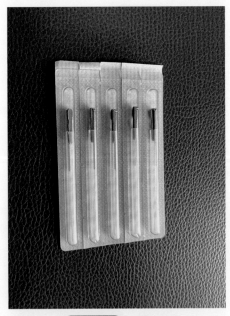

图 1-201　　短针

(2)长针：直径 0.30mm，长度 40mm（图 1-202）。

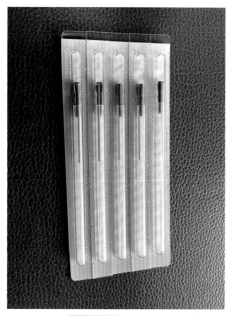

图 1-202　长针

2. 常用体位

(1)仰卧位：适用于取头面部、胸腹部腧穴和上下肢部分腧穴（图 1-203）。

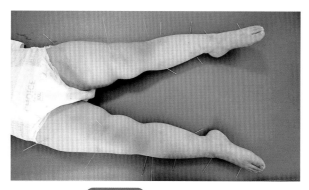

图 1-203　仰卧位针灸

(2)俯卧位：适用于取头颈部、腰背部和上下肢背侧腧穴（图1-204）。

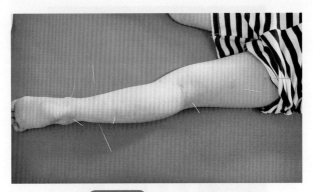

图 1-204　俯卧位针灸

(3)坐位：适用于取头面部、耳前、颈后等部位的腧穴。在实际应用中，应注意根据处方所取腧穴的位置，需尽可能地用一种体位针刺取穴，对初诊、精神紧张或年幼、体弱、病重患儿，应尽可能地采取仰卧位，以减少不良反应的发生。

3. 进针法　是指将毫针刺入腧穴的操作方法。进针时，持针侧称为"刺手"，辅助进针侧称为"押手"，临床上一般以右手持针操作，以拇、示、中指夹持针柄，将针刺入腧穴。

(1)单手进针法：多用于较短毫针的进针，用刺手拇、示指持针，中指指端紧靠穴位，指腹抵住针体中部，当拇、示指向下用力时，中指也随之屈曲，将针刺入，直至所需的深度（图1-205）。

(2)指切进针法：又称爪切进针法，适用于短针的进针。用押手拇指或示指端切按在腧穴皮肤上，刺手持针，紧靠押手切按腧穴的手指指甲面将针刺入腧穴（图1-206）。

(3)夹持进针法：又称骈指进针法，适用于长针的进针。用押手拇、示二指持捏无菌干棉球夹住针体下端，将针尖固定在应刺腧穴的皮肤表面，刺手向下捻动针柄，押手同时向下用力，将针刺入腧穴（图1-207）。

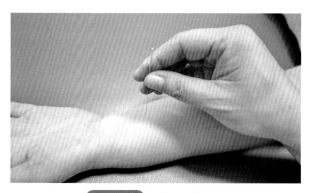

图 1-205　单手进针法

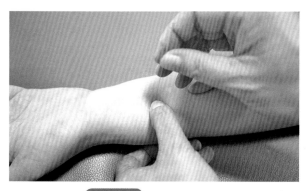

图 1-206　指切进针法

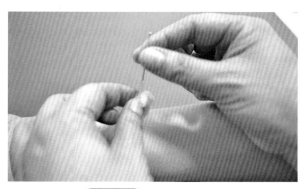

图 1-207　夹持进针法

4. 针刺的方向、角度和深度

(1)针刺的方向：是指进针时针尖的朝向，一般根据经脉循行的方向、腧穴部位的特点和治疗的需要而确定。补法操作时，顺经脉循行方向而刺，针尖略向下；泻法操作时，逆经脉循行方向而刺，针尖略向上。

(2)针刺的角度：是指进针时针体与皮肤表面所构成的夹角，一般分为以下 3 种角度。

1)直刺：适用于人体大部分腧穴，指针体与皮肤表面成 90° 左右垂直刺入穴位（图 1-208）。

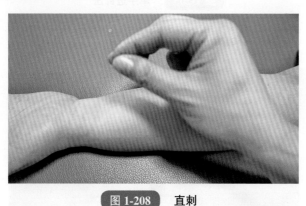

图 1-208　直刺

2)斜刺：适用于肌肉浅薄处或内有重要脏器，或不宜直刺、深刺的腧穴，指针体与皮肤表面成 45° 左右刺入穴位（图 1-209）。

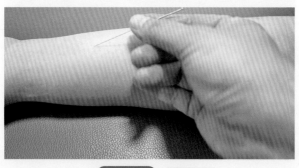

图 1-209　斜刺

3)平刺：又称横刺、沿皮刺,适用于肌肉极薄处的腧穴,如头部、胸胁部等,指针体与皮肤表面成 15° 左右或以更小的角度刺入体内(图 1-210)。

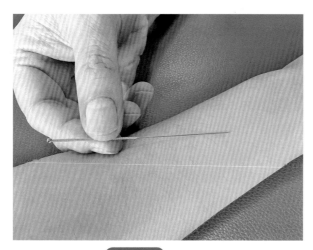

图 1-210 平刺

(3)针刺的深度：是指针体刺入腧穴的深浅度,一般以安全且取得针感为原则。临床中,小儿稚嫩,不宜深刺。

5. 行针法与得气 毫针刺入穴位后,为使患者产生针刺感应,或进一步调整针感的强弱,以及使针感向某一方向扩散、传导,需采取的一种操作方法,称之为行针,亦称运针。得气,又称"气至""针感",是指毫针刺入腧穴一定深度后,施以一定的行针手法,使针刺部位获得经气感应。

(1)毫针补泻法：毫针补泻法是通过毫针针刺腧穴,运用一定的手法激发经气以鼓舞正气、疏泄病邪而调节人体脏腑经络功能,促使阴阳平衡,以达到防治疾病的目的。

1)捻转补泻：针下得气后,拇指向前用力重,向后用力轻者为补法;拇指向后用力重,向前用力轻者为泻法。

2)提插补泻：针下得气后,先浅后深,重插轻提,以下插用力为主者为补法；先深后浅，轻插重提，以上提用力为主者为泻法。

3）徐疾补泻：进针时徐徐刺入、疾速出针者为补法；进针时疾速刺入，徐徐出针者为泻法。

4）平补平泻：进针得气后均匀地提插、捻转，即为平补平泻。

其中，捻转补泻和提插补泻是基本的补泻手法。

（2）留针与出针：

1）留针：毫针刺入腧穴并施行手法后，将针留置于腧穴内，称为留针，目的是加强针刺的作用和便于继续行针施术，一般留针时间为15~30分钟。

2）出针：又称起针、退针，在施行针刺手法或留针达到针刺治疗目的后，即可出针。出针的方法，一般是以押手持无菌干棉球轻轻按压于针刺部位，刺手持针做小幅度捻转，并随势将针缓慢提至皮下，静留片刻，然后出针。

6. 禁忌证与注意事项　对全面性发育迟缓／脑性瘫痪患儿而言，一般常见的针刺禁忌有：

（1）过敏体质或不能耐受针刺者。

（2）传染性强的疾病和凝血机制障碍者。

（3）气血严重亏虚者、形体极度消瘦者。

（4）局部有烧伤、烫伤、创伤、肿瘤或各种溃疡性皮肤病、感染者。

（5）患有严重心、脑、肺、肾等器质性疾病及生命体征不稳定的危重症患者。

7. 毫针体针刺法

（1）主穴：督脉十三针、华佗夹脊穴（颈段、胸段、腰骶段）。

（2）配穴：

1）辨证分型：

①肝肾亏损者：加太溪、肝俞、肾俞、悬钟。

②心脾两虚者：加心俞、脾俞、足三里、合谷。

③痰瘀阻滞者：加中脘、膈俞、血海、丰隆、足三里、太冲。

④精血不足者：加血海。

⑤血虚风盛者：加太冲。

⑥肝强脾虚者：加阴陵泉。

⑦脾肾虚弱者：加太溪。

⑧阴虚风动者：加内关。

2）随症加减：

①下肢不利者：酌情加环跳、秩边、承扶、承山、居髎、殷门、阳陵泉、委中、太冲、伏兔、足三里、三阴交、解溪、光明、髀关、梁丘。

②上肢不利者：酌情加肩髃、肩髎、肩贞、曲池、手三里、手五里、尺泽、外关、合谷、后溪、八邪、阳池、阳谷。

③腰软者：加腰阳关。

④吞咽无力、口角流涎者：加颊车、地仓、廉泉。

⑤言语不利者：酌情加哑门、翳风、风池、完骨、通里、廉泉、承浆、金津、玉液。

⑥握拳者：加阳谷、阳溪、阳池、八邪。

⑦垂腕者：加阳溪、阳谷、阳池、后溪。

⑧拇内收者：加三间、后溪、阳溪。

⑨尖足者：加脑清、解溪、跟平、太冲、阳陵泉。

⑩足内翻者：加昆仑、申脉、丘墟。

⑪足外翻者：加太溪、照海。

⑫膝关节屈伸不利者：加委中、阳陵泉、阴陵泉。

⑬认知障碍者：加手智三针（内关、神门、通里）、足智三针（涌泉、泉中、泉中内）。

（3）操作：选用直径为 0.30mm，长度 25mm 毫针，肌肉丰厚处，则选用直径为 0.30mm，长度 40mm 毫针进针。宜快速进针，留针 5~30 分钟，视患儿年龄大小、病程长短、配合程度而定。5~10 分钟行针 1 次，以平补平泻法为主,隔日1次,30次为1疗程,每疗程间隔1~2个月。

8. 头针

(1)主穴:百会、四神聪、顶颞前斜线、顶旁1线、顶旁2线、顶中线。

(2)配穴:

1)颈软者:加天柱。

2)认知障碍者:加智三针(神庭,左右本神)。

3)语言障碍者:加语言1区、语言2区、语言3区、颞前线。

4)听力障碍者:加晕听区、颞后线。

5)视力障碍者:加视区。

6)情绪障碍:加情感区。

7)平衡障碍者:加枕下旁线、平衡1区。

8)精细功能差者:加运用区。

9)肌张力不全者:加舞蹈震颤控制区。

(3)操作:线状穴选用直径为0.30mm,长度40mm毫针,点状穴选用直径为0.30mm,长度25mm毫针,针体与头皮成15°~30°角快速进针,刺入帽状腱膜下,快速捻转3~5次,留针30~120分钟,15~20分钟行针1次,以平补平泻法为主,隔日1次,30次为1疗程,每疗程间隔1~2个月[8]。

(二) 灸法

1. 器具介绍 临床使用最广泛的施灸用具是艾炷和艾条(又称艾卷)。利用现代科技研制的灸疗仪(图1-211),是根据传统艾灸的原理,结合现代的电子计算机技术和磁疗方法而发明设计的,能够进行温灸、温针灸、隔物灸、发泡灸、化脓灸等操作(图1-212),从而达到与传统艾灸相似的治疗与保健作用,因其具有操作简便、温度可控、无明火明烟、持续作用长等优点,较传统艾灸更适合儿童使用。

2. 常用体位 应根据患者在相应腧穴进行毫针刺法时的体位选择,临床常用仰卧位、俯卧位与坐位。

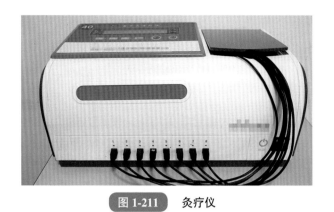

图 1-211　灸疗仪

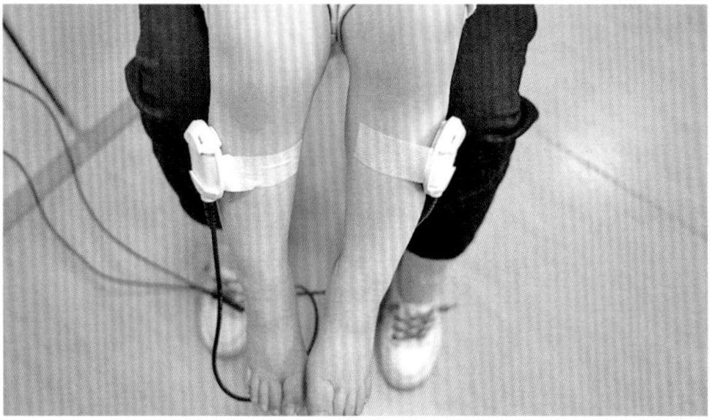

图 1-212　艾灸治疗中

3. 操作　为安全起见,家庭操作宜选用电子灸疗仪,一般温度设置在 50℃上下,每穴灸 20 分钟左右,至皮肤红晕为止。每日 1 次,10~15次为 1 个疗程。

4. 禁忌证与注意事项

(1)禁忌证:

1)过敏体质或不能耐受灸疗者。

2)传染性强的疾病和凝血机制障碍者。

3)气血严重亏虚者、形体极度消瘦者。

4）局部有烧伤、烫伤、创伤、肿瘤或各种溃疡性皮肤病、感染者。

5）患有严重心、脑、肺、肾等器质性疾病及生命体征不稳定的危重症患者。

（2）注意事项：

1）面部穴位、乳头、大血管等处均不宜使用直接灸,以免烫伤形成瘢痕；关节活动部位亦不适宜用化脓灸,以免化脓溃破,不易愈合,甚至影响功能活动。

2）空腹、过饱、极度疲劳和对灸法恐惧者,慎施灸。

3）孕妇的腹部和腰部不宜施灸。

4）施灸过程中要防止燃烧的艾绒脱落烧伤皮肤和衣物。

5）灸后的处理：施灸过量,时间过长,局部会出现水疱,只要不擦破,可任其自然吸收,如水疱较大,可用消毒毫针刺破,放出水液,再涂以烫伤油或消炎药膏等。瘢痕灸者,在灸疮化脓期间,要保持局部清洁,并用敷料保护灸疮,以防感染；若灸疮脓液呈黄绿色或有渗血现象者,可用消炎药膏或玉红膏涂敷。

5. 灸法

（1）主穴：神阙、关元、气海、中脘、脾俞、肾俞、身柱、命门。

（2）配穴：

1）颈软者：加颈百劳、大椎。

2）腰软者：加腰阳关、腰俞、大肠俞、脊中。

3）下肢不利者：加足三里、环跳、绝骨、阳陵泉。

4）上肢不利者：加肩髃、外关、合谷、手三里。

5）肘部屈伸不利者：加尺泽、曲泽、曲池。

6）膝关节屈曲者：加委中、委阳、承山。

7）尖足者：加脑清、解溪。

8）认知障碍者：加太溪、神门。

9）免疫力低下、易患呼吸道感染者：加肺俞、风门、丰隆。

10）脾胃虚弱者：加梁门、足三里、三阴交、胃俞。

11）四肢不温者：加气海俞、关元俞。

（三）耳针法

1. 器具介绍　耳针法是指采用针刺或其他方法刺激耳穴，以诊断防治疾病的一类方法。压丸法是使用丸状物贴压耳穴以防治疾病的一种方法，因其能持续刺激穴位，疼痛轻微，无副作用，是目前临床上最常用的方法。压丸材料多为王不留行籽、油菜籽、小米、莱菔子等，临床上最广泛使用的是王不留行籽和磁珠。

2. 操作方法　制作压丸时，将压丸材料贴附在 0.6cm×0.6cm 大小医用胶布中央（图 1-213）。操作时，耳郭常规消毒，操作者一手固定耳郭，另一手用镊子夹取耳穴压丸贴片，贴压耳穴并适度按揉（图 1-214），宜留置 1~2 日，根据病情嘱患者定时按揉。

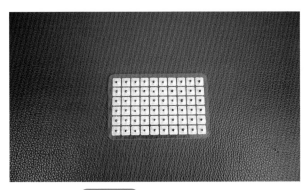

图 1-213　耳穴压丸贴片

3. 禁忌证与注意事项

（1）禁忌证：

1）过敏体质或不能耐受针刺者。

2）传染性强的疾病和凝血机制障碍者。

3）气血严重亏虚者、形体极度消瘦者。

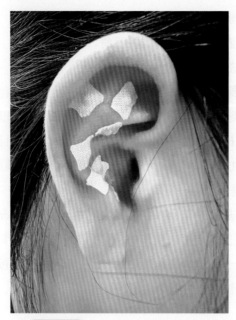

图 1-214　　耳穴压丸贴片治疗中

4）局部有烧伤、烫伤、创伤、肿瘤或各种溃疡性皮肤病、感染者。

5）患有严重心、脑、肺、肾等器质性疾病及生命体征不稳定的危重症患者。

(2)注意事项：

1）耳针刺激强度视患者情况而定，一般儿童、体弱、神经衰弱者宜用轻刺激。

2）湿热天气，耳穴压丸留置时间不宜过长，对普通胶布过敏者宜改用脱敏胶布。

3）对扭伤和运动障碍的患者，耳针后适当活动患部，有助于提高疗效。

4. 耳针及耳穴贴压

(1)主穴：腰骶椎、肾、脾、心、肝、交感、神门、脑干、皮质下。

（2）配穴：

1）颈软者：加颈、肩。

2）腰软者：加骶、腹。

3）下肢不利者：加髋、膝、踝、下耳根、坐骨神经。

4）上肢不利者：加肩、肘、腕。

5）认知障碍者：加脑点、额、三焦、肾上腺。

6）睡眠不安者：加枕、内分泌、耳背心。

（3）操作：患儿取舒适体位，要操作的耳朵朝向操作者，耳廓常规消毒并保持干燥，操作者取耳穴压丸贴片贴压相应耳穴表面，每次选穴 5~10 个，贴压完毕后，适度按揉，并嘱家长每天按压耳穴压丸 3 次，每次每穴按压 5~10 秒，不能揉动，留置 1 日左右取下，并对局部皮肤清洁。隔日 1 次，30 次为 1 疗程，每疗程间隔 1~2 个月。

三、儿童康复常用腧穴

（一）头面部

1. 额面部（图 1-215）

（1）神庭：头正中线，入前发际线 0.5 寸（1 寸≈3.33cm）。

（2）印堂：在额部，两眉头的中间。

（3）本神：在头部，前发际线上 0.5 寸，神庭旁开 3 寸，神庭与头维连线的内 2/3 与外 1/3 交点处。

（4）头维：在头侧部，额角发际上 0.5 寸，头正中线旁开 4.5 寸。

（5）攒竹：在面部，眉头凹陷中，眶上切迹处。

（6）承泣：在面部，瞳孔直下，在眼球与眶下缘之间。

2. 面颊部（图 1-216）

（1）迎香：在鼻翼外侧缘中点旁，鼻唇沟中。

（2）水沟：在面部，人中沟的上 1/3 与下 2/3 交点处。

（3）地仓：在面部，口角外侧，上直对瞳孔。

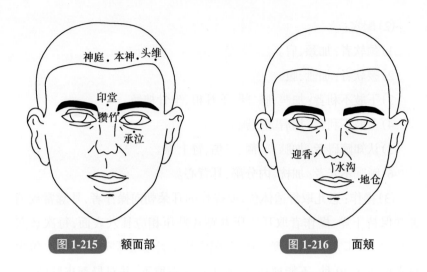

图 1-215　额面部　　　　　　　图 1-216　面颊

3. 头顶部（图 1-217）

（1）百会：前发际正中直上 5 寸，两耳尖连线的中点处。

（2）四神聪：在头顶部，百会前、后、左、右各 1 寸，共四个穴位。

（3）风府：在顶部，后发际正中直上 1 寸，枕外隆凸直下，两侧斜方肌之间凹陷处。

（4）脑户穴：在后头部，当枕外隆凸上凹陷处。

（5）脑空穴：在脑户穴左右各旁开 2.25 寸。

4. 标准头穴线

（1）额区（图 1-218）：

1）额中线（MS1）：在额部中央，从督脉神庭穴向前引一条长 1 寸的线。

2）额旁 1 线（MS2）：在额部，从膀胱经眉冲穴向前引一条长 1 寸的线。

3）额旁 2 线（MS3）：在额部，从胆经头临泣穴向前引一条长 1 寸的线。

4）额旁 3 线（MS4）：在额部，从胃经头维穴内侧 0.75 寸起向下引一条长 1 寸的线。

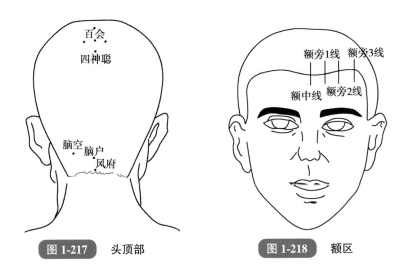

图 1-217　头顶部　　　　　　　图 1-218　额区

(2)顶区(图 1-219A、B):

1)顶中线(MS5):在头顶部,督脉百会穴至前顶穴之间的连线。

2)顶颞前斜线(MS6):在头部侧面,从头部经外穴前神聪至胆经悬厘穴的连线。

3)顶颞后斜线(MS7):在头部侧面,从督脉百会穴至胆经曲鬓穴的连线。

4)顶旁 1 线(MS8):在头顶部,督脉旁 1.5 寸,从膀胱经承光穴向后引一条长 1.5 寸的线。

5)顶旁 2 线(MS9):在头顶部,督脉旁 2.25 寸,从胆经正营穴向后引一条长 1.5 寸的线到承灵穴。

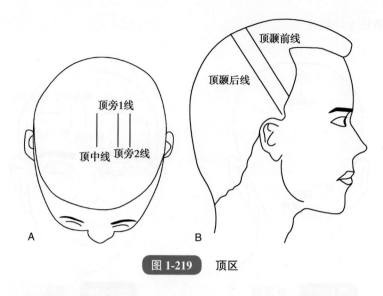

图 1-219   顶区

（3）颞区（图 1-220）：

1）颞前线（MS10）：在头部侧面，颞部两鬓内，胆经颔厌穴与悬厘穴的连线。

2）颞后线（MS11）：在头部侧面，颞部耳上方，胆经率谷穴与曲鬓穴的连线。

（4）枕区（图 1-221）：

1）枕上正中线（MS12）：在枕部，即督脉强间穴至脑户穴之间的一条长 1.5 寸的线。

2）枕上旁线（MS13）：在枕部，由枕外粗隆督脉脑户穴旁开 0.5 寸起，向上引一条长 1.5 寸的线。

3）枕下旁线（MS14）：在枕部，从膀胱经玉枕穴向下引一条长 2 寸的线。

（5）焦氏头针刺激区：焦氏头针区 1（图 1-222），焦氏头针区 2（图 1-223），焦氏头针区 3（图 1-224）。

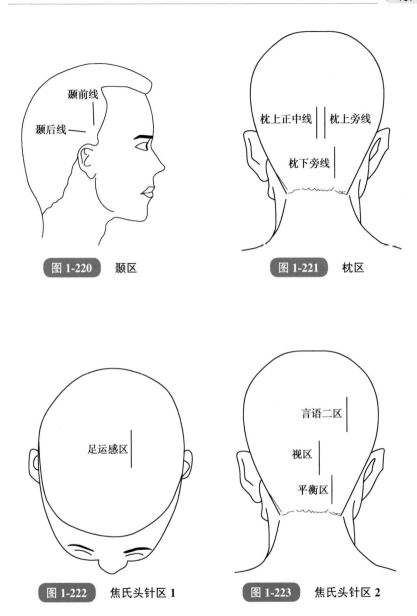

图 1-220　颞区

图 1-221　枕区

图 1-222　焦氏头针区 1

图 1-223　焦氏头针区 2

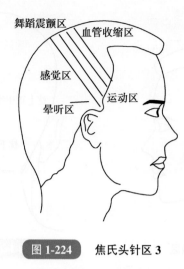

图 1-224   焦氏头针区 3

(6)运动区：相当于大脑皮质中央前回在头皮上的投影。上点在前后正中线中点往后 0.5cm 处；下点在眉枕线和鬓角发际前缘相交处，如果鬓角不明显，可以从颧弓中点向上引垂直线，此线与眉枕线交叉处向前移 0.5cm 为运动区下点。上下两点之间的连线即为运动区。将运动区划分为五等份，上 1/5 是下肢、躯干运动区，中 2/5 是上肢运动区，下 2/5 是头面部运动区，也称言语一区。

(7)感觉区：相当于大脑皮质中央后回在头皮上的投影部位。自运动区向后移 1.5cm 的平行线即为感觉区，上 1/5 是下肢、头、躯干感觉区，2/5 是上肢感觉区，下 2/5 是面感觉区。

(8)舞蹈震颤控制区：在运动区向前移 1.5cm 的平行线。

(9)血管舒缩区：在舞蹈震颤控制区向前移 1.5cm 的平行线。

(10)晕听区：从耳尖直上 1.5cm 处，向前及向后各引 2cm 的水平线。

(11)言语二区：相当于顶叶的角回部。从顶骨结节后下方 2cm 处引一平行于前后正中线的直线，向下取 3cm 长直线。

(12)言语三区：晕听区中点向后引 4cm 长的水平线。

(13)运用区：从顶骨结节起分别引一垂直线和与该线夹角为 40°

的前后两线,长度均为 3cm。

(14)足运感区:在前后正中线的中点旁开左右各 1cm,向后引平行于正中线的 3cm 长的直线。

(15)视区:从枕外粗隆顶端旁开 1cm 处,向上引平行于前后正中线的 4cm 长的直线。

(16)平衡区:相当于小脑半球在头皮上的投影。从枕外粗隆顶端旁开 3.5cm 处,向下引平行于前后正中线的 4cm 长的直线。

(二) 胸腹部(图 1-225)

1. 中脘　在上腹部,前正中连线,脐正上 4 寸。

2. 神阙　在腹部中间,脐中央。

3. 天枢　在腹部,平脐,左右各旁开 2 寸。

4. 关元　在下腹部,前正中线上,脐中下 3 寸。

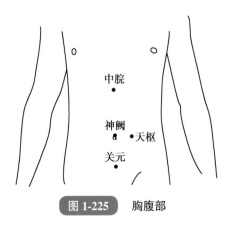

图 1-225　胸腹部

(三) 腰背部

1. 督脉腰背部主要穴位(图 1-226)

(1)风府:在颈后区,枕外隆凸直下,两侧斜方肌之间凹陷中。

(2)哑门:在颈后区,第 2 颈椎棘突上际凹陷中,后正中线上。

(3)大椎:在脊柱区,第 7 颈椎棘突下凹陷中,后正中线上。

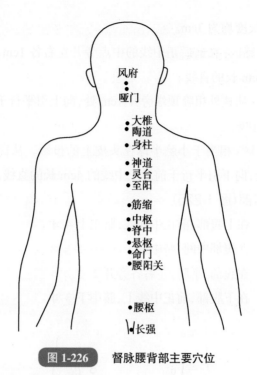

图 1-226　督脉腰背部主要穴位

(4) 陶道：在脊柱区,第 1 胸椎棘突下凹陷中,后正中线上。

(5) 身柱：在脊柱区,第 3 胸椎棘突下凹陷中,后正中线上。

(6) 神道：在脊柱区,第 5 胸椎棘突下凹陷中,后正中线上。

(7) 灵台：在脊柱区,第 6 胸椎棘突下凹陷中,后正中线上。

(8) 至阳：在脊柱区,第 7 胸椎棘突下凹陷中,后正中线上。

(9) 筋缩：在脊柱区,第 9 胸椎棘突下凹陷中,后正中线上。

(10) 中枢：在脊柱区,第 10 胸椎棘突下凹陷中,后正中线上。

(11) 脊中：在脊柱区,第 11 胸椎棘突下凹陷中,后正中线上。

(12) 悬枢：在脊柱区,第 1 腰椎棘突下凹陷中,后正中线上。

(13) 命门：在脊柱区,第 2 腰椎棘突下凹陷中,后正中线上。

(14) 腰阳关：在脊柱区,第 4 腰椎棘突下凹陷中,后正中线上。

(15) 腰俞：在骶区,正对骶管裂孔,后正中线上。

（16）长强：在会阴区，尾骨下方，尾骨端与肛门连线的中点处。

2. 膀胱经腰背部主要穴位（图 1-227）

（1）天柱：在颈后区，后发际正中直上 2.5 寸，旁开 1.3 寸，斜方肌外缘凹陷处。

（2）大杼：在脊柱区，第 1 胸椎棘突下，后正中线旁开 1.5 寸处。

（3）风门：在脊柱区，第 2 胸椎棘突下，后正中线旁开 1.5 寸处。

（4）肺俞：在脊柱区，第 3 胸椎棘突下，后正中线旁开 1.5 寸处。

（5）心俞：在脊柱区，第 5 胸椎棘突下，后正中线旁开 1.5 寸处。

（6）肝俞：在脊柱区，第 9 胸椎棘突下，后正中线旁开 1.5 寸处。

（7）胆俞：在脊柱区，第 10 胸椎棘突下，后正中线旁开 1.5 寸处。

（8）胃俞：在脊柱区，第 12 胸椎棘突下，后正中线旁开 1.5 寸处。

（9）三焦俞：在脊柱区，第 1 腰椎棘突下，后正中线旁开 1.5 寸处。

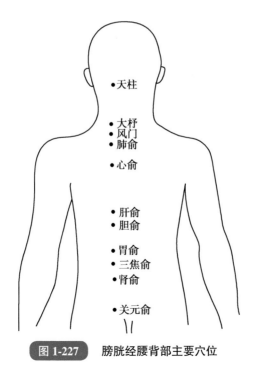

图 1-227　膀胱经腰背部主要穴位

(10) 肾俞：在脊柱区，第 2 腰椎棘突下，后正中线旁开 1.5 寸处。

(11) 关元俞：在脊柱区，第 5 腰椎棘突下，后正中线旁开 1.5 寸处。

（四）上肢部

1. 心经上肢部主要穴位（图 1-228）

(1) 少海：屈肘，在肘横纹内侧端与肱骨内上髁连线的中点处。

(2) 通里：在前臂掌侧，尺侧腕屈肌腱桡侧缘，腕横纹上 1 寸处。

(3) 阴郄：在前臂掌侧，尺侧腕屈肌腱桡侧缘，腕横纹上 0.5 寸处。

(4) 神门：在腕掌侧横纹尺侧端，尺侧腕屈肌腱桡侧缘。

(5) 少府：手掌侧开，横平第 5 掌指关节近端，在手掌面第 4、5 掌骨之间，握拳时小指尖所点之处。

(6) 少冲：在小指末节桡侧，指甲根角侧上方 0.1 寸。

2. 心包经上肢部主要穴位（图 1-229）

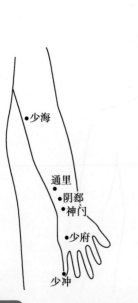

图 1-228　心经上肢部主要穴位

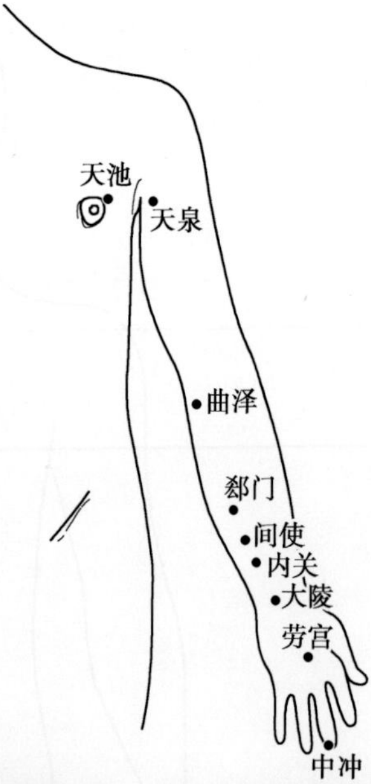

图 1-229　心包经上肢部主要穴位

(1)天池:在第 4 肋间隙,前正中线旁开 5 寸。

(2)天泉:在腋前纹头下 2 寸,肱二头肌长短头之间。

(3)曲泽:在肘横纹中,当肱二头肌腱尺侧缘。

(4)郄门:腕横纹上 5 寸,掌长肌腱与桡侧腕屈肌腱之间。

(5)间使:在曲泽与大陵连线上,当腕横纹上 3 寸,掌长肌腱与桡侧腕屈肌腱之间。

(6)内关:在腕横纹上 2 寸,掌长肌腱与桡侧腕屈肌腱之间。

(7)大陵:在腕掌侧横纹正中,掌长肌腱与桡侧腕屈肌腱之间。

(8)劳宫:在掌心,第 2、3 掌骨之间,握拳时中指尖下处。

(9)中冲:在手中指末节尖端中央。

3. 其他常用穴位(图 1-230)

(1)肩井:在肩上,前直乳中,在大椎与肩峰端连线的中点处。

(2)肩髃:在肩部三角肌上,臂外展,或向前平伸时在肩峰前下凹陷处。

(3)肩髎:在肩髃后方,当臂外展时,手肩峰后下方呈现凹陷处。

(4)肩贞:在肩关节后下方,臂内收时,腋后纹头上 1 寸。

(5)臂臑:在臂外侧,三角肌止点处,在曲池与肩髃连线上,曲池上 7 寸。

(6)曲池:在肘横纹外侧,在尺泽与肱骨外上髁连线中点。

(7)手三里:在前臂背面桡侧,在阳溪与曲池连线上,肘横纹下 2 寸。

(8)外关:在前臂背侧,阳池与肘尖的连线上,腕背横纹上 2 寸,尺骨与桡骨

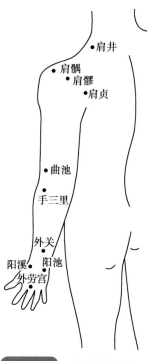

图 1-230 　其他常用穴位

之间。

（9）外劳宫：手背中央,第 2、3 掌骨间,掌指关节后 0.5 寸。

（10）阳溪：在腕背横纹桡侧,手拇指向上翘起时,在拇短伸肌腱与拇长伸肌腱之间的凹陷中。

（11）阳池：在腕背横纹中,在指伸肌腱的尺侧缘凹陷处。

（五）下肢部

1. 仰卧位时常用穴位（图 1-231）

（1）髀关：在股前区,髂前上棘与髌底外侧端的连线上,屈股时,平会阴,居缝匠肌外侧凹陷处。

（2）风市：在大腿外侧部的中线上,腘横纹上 7 寸。直立,两手自然下垂,中指尖到达的地方即为本穴。

（3）伏兔：在股前区,髂前上棘与髌底外侧端的连线上,髌底上 6 寸。

（4）梁丘：在股前区,髂前上棘与髌底外侧端的连线上,髌底上 2 寸。

（5）血海：在股前区,髌底内侧端上 2 寸。

（6）阳陵泉：在小腿外侧,腓骨头前下方凹陷处。

（7）阴陵泉：在小腿内侧,胫骨内侧髁下缘与胫骨内侧缘之间的凹陷处。

（8）足三里：在小腿前外侧,犊鼻下 3 寸,距胫骨前缘 1 横指。

（9）上巨虚：在小腿前外侧,犊鼻下 6 寸,距胫骨前缘 1 横指。

（10）丰隆：在小腿前外侧,外踝

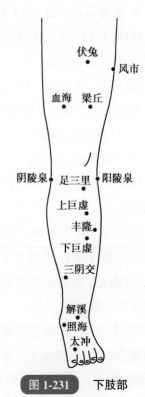

图 1-231　下肢部

仰卧位常用穴位

尖上 8 寸,距胫骨前缘 2 横指。

(11)下巨虚:在小腿前外侧,犊鼻下 9 寸,距胫骨前缘 1 横指。

(12)三阴交:在小腿内侧,内踝尖上 3 寸,胫骨内侧缘后方。

(13)解溪:在足背与小腿交界处的横纹中央凹陷中。

(14)照海:在踝区,内踝尖下 1 寸,内踝下缘凹陷处。

(15)太冲:在足背侧,在第 1、2 跖骨间,跖骨底结合部前方凹陷处。

(16)涌泉:在足底,屈足卷趾时足心最凹陷处,约在足底 2、3 趾蹼缘与足跟连线的前 1/3 和后 2/3 交点处。

2. 俯卧位时常用穴位(图 1-232)

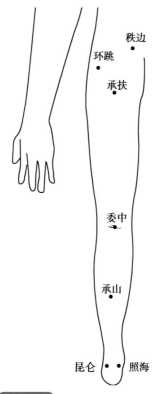

图 1-232　下肢部俯卧位常用穴位

(1)秩边：在骶区，平第 4 骶后孔，骶正中嵴旁开 3 寸。

(2)环跳：在股外侧部，侧卧屈股，在股骨大转子最凸点与骶管裂孔连线的外 1/3 与内 2/3 交点处。

(3)承扶：在股后区，臀下横纹的中点。

(4)委中：在腘横纹中点，股二头肌肌腱与半腱肌肌腱的中间。

(5)承山：在小腿后区，委中与昆仑之间，伸直小腿或足跟上提时，腓肠肌肌腹下出现尖角凹陷处即为此穴。

(6)昆仑：在踝区，外踝尖与跟腱之间的凹陷处。

(7)照海：在踝区，内踝尖下 1 寸，内踝下缘凹陷处。

（陈 彤　沈晓燕　阮雯聪）

参考文献

［1］EUN SH, HAHN SH. Metabolic evaluation of children with global developmental delay [J]. Korean journal of pediatrics, 2015, 58 (4): 117-122.

［2］中国康复医学会儿童康复专业委员会, 中国残疾人康复协会小儿脑性瘫痪康复专业委员会, 中国医师协会康复医师分会儿童康复专业委员会, 等. 中国脑性瘫痪康复指南 (2022) 第七章: 康复途径及管理 [J]. 中华实用儿科临床杂志, 2022, 37 (20): 1521-1526.

［3］刘晓丹, 姜志梅. 康复治疗师临床工作指南·儿童发育障碍作业治疗技术 [M]. 北京: 人民卫生出版社, 2019.

［4］Jane Clifford O'Brien, Heather Millker-Kuhaneck. Case-Smith's Occupational therapy for Children and Adolescents [M]. 8th Edition. St. Louis, Missouri: Elsevier.

［5］邹小兵, 李咏梅. 儿童发育迟缓及发育障碍的早期干预和管理 [J]. 中国实用儿科杂志, 2016, 31 (10): 756-760.

［6］侯梅, 罗光金, 赵建慧. 脑瘫患儿言语障碍的评估与管理 [J]. 中国听力语言康复科学杂志, 2019, 17 (3): 171-174; 2019, 17 (3): 194.

［7］刘明军, 王金贵. 小儿推拿学 [M]. 北京: 中国中医药出版社, 2012.

［8］梁繁荣, 王华. 针灸学 [M]. 4 版. 北京: 中国中医药出版社, 2016.

第二章

脊髓损伤的康复治疗

第一节 概 述

脊髓损伤(spinal cord injury, SCI)是由于各种原因引起的脊髓结构和功能的损害,造成损伤平面以下的运动、感觉及自主神经的功能障碍,是一种高致残性疾病。

SCI 分外伤性和非外伤性,外伤性多由体育运动(舞蹈、跆拳道、游泳等)和交通事故引起,非外伤性多由脊髓炎、脊髓栓系综合征等引起,按损伤部位粗略分为颈、胸、腰 SCI,按损伤程度粗略分为完全性 SCI 和不完全性 SCI。SCI 虽然不会直接明显地影响患儿寿命,但会使其丧失部分或全部活动能力、生活自理能力和工作能力,产生严重的生理和心理创伤,给患儿家庭和社会带来沉重的负担,是一类可能导致终身严重残疾的灾难性疾病。完全性 SCI 以强化残存功能、预防并发症为基本康复目标;不完全性 SCI 早期以促进功能恢复为重点,同时强化残存功能训练,后期以提高患儿日常生活活动能力为基本康复目标。规范 SCI 的诊疗与康复,可以减轻残障程度,减少并发症,提高康复疗效,减轻社会及家庭负担。

SCI 临床表现取决于 SCI 水平和脊髓组织的保存状况。SCI 可以导致损伤节段以下运动和感觉功能的部分或完全丧失,甚至导致呼吸功能受累,包括高碳酸血症、低氧血症、气道分泌物清除效率低下等。

SCI 还可能影响交感神经系统,因为交感神经节前神经元起源于脊髓,介于第 1 胸椎和第 2 腰椎之间,SCI 可能引起脊髓的交感神经传出信号减弱,导致损伤平面以下的血管张力降低。高平面胸髓或颈髓损伤还可引起神经源性休克,产生严重的低血压和心动过缓。脾脏等次级淋巴器官神经支配的丧失可诱发继发性免疫缺陷,即免疫麻痹[1],从而增加对感染性疾病的易感性,如肺炎和尿路感染。

脊髓炎所致 SCI 患儿一般在脊髓功能的急性丧失之前常有恶心、肌痛和发热等非特异性症状,偶尔在发病前有脊髓轻微挫伤病史。患儿神经系统查体会出现病变节段以下运动和感觉功能部分或完全丧失的表现,运动系统查体常提示下肢瘫痪,有时可累及上肢,瘫痪可由弛缓性瘫痪体征逐渐演变为痉挛性瘫痪体征,浅反射消失,可查出感觉平面,平面以下痛温觉障碍,同时伴有后背及下肢痛、截瘫及感觉障碍、括约肌功能障碍等,此外还可出现颈强直、呼吸功能障碍等。

SCI 主要的并发症包括压疮、深静脉血栓形成、神经源性膀胱和神经源性肠道、呼吸系统感染、尿路感染并发肾功能不全、痉挛、关节挛缩、异位骨化。

(朱登纳)

第二节　物 理 治 疗

SCI 的康复治疗需要根据不同时期采用不同的针对性治疗方案,如急性期和亚急性期(急性期<48 小时、亚急性期 48 小时~14 天)以床旁训练为主,如体位摆放、关节被动活动训练、肌力训练、早期直立床站立训练、痉挛的预防和治疗、膀胱管理、高压氧治疗等;恢复期和慢性期(恢复期为 15 天~6 个月、慢性期≥6 个月)需要进行离床训练,包括

关节活动范围训练、主动肌力训练、垫上训练、坐位训练、移动及步行训练、呼吸与排痰训练、膀胱和直肠管理等,为患儿回归家庭和社会做好准备[2]。

一、急性期康复治疗

(一)体位摆放

1. 仰卧位体位摆放　患儿头、肩、肘、膝、踝下均用软枕支撑,软枕的高度适宜,双上肢置于身体两侧,肘关节保持伸展位,腕关节背屈约45°,手指自然屈曲,躯干自然放平,与头呈直线,骨盆处于中立位,髋关节保持伸展位,在两腿间放1~2个软枕,以保持髋关节处于轻度外展位,膝关节伸展,足底部放置软垫,使踝关节保持背屈90°,同时避免双下肢过度外旋(图2-1)。

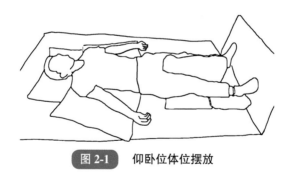

图 2-1　**仰卧位体位摆放**

2. 侧卧位体位摆放(左侧为例)　患儿头部下方用软枕支撑,软枕高度与同侧肩的高度相等,使头部和颈椎保持正常的曲线,双臂均向前伸,左侧肩关节稍向前拉出,保持肩胛骨后侧负重,肘关节屈曲,前臂旋后,将右侧上肢置于胸前软枕上,腕关节背伸30°~40°,手指自然屈曲。

躯干后部用支撑垫支持,以确保躯干处于侧卧位,左侧髋、膝关节自然伸展,右侧髋、膝关节屈曲,下方用软枕支持,踝关节自然背屈,右侧踝关节下方用软枕支撑,防止出现跖屈内翻(图 2-2)。

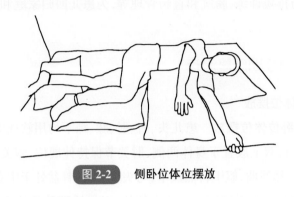

图 2-2　**侧卧位体位摆放**

(二) 关节被动活动训练

急性期以维持关节的正常活动范围为目的。在脊髓损伤术后当天,麻醉消退后即应开始各关节被动运动训练,促进肢体血液循环,防止肌肉萎缩、关节挛缩以及关节疼痛、畸形、皮肤压疮等并发症。在急性期,由于脊柱的稳定性差,训练方法主要是被动关节活动(图 2-3~图 2-8)。

⚠️ **注意事项:**

1. 训练中要以缓慢的手法伸展挛缩关节,避免诱发疼痛和软组织损伤。

2. 胸腰椎移行部骨折时,膝伸展位时的髋关节屈曲角度应在 45°以下,超过此角度可能影响骨折部位的稳定。

3. 按损伤平面确定活动顺序,由近端到远端(如肩到肘,髋到膝)的顺序,有利于瘫痪肌的恢复;由远端到近端(如手到肘,足到膝)有利于促进血液和淋巴回流。

4. 从单关节开始,逐渐过渡到多关节,训练强度以不引起肌肉明显的反射性痉挛或训练后持续疼痛为宜。

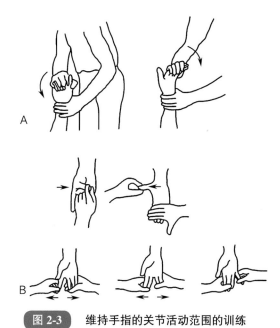

图 2-3　维持手指的关节活动范围的训练

A.屈、伸手指的全部关节; B.拇指及其余四指的内收、外展

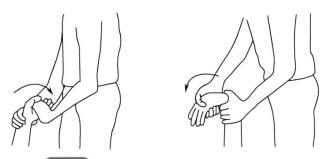

图 2-4　维持腕关节的关节活动范围的训练

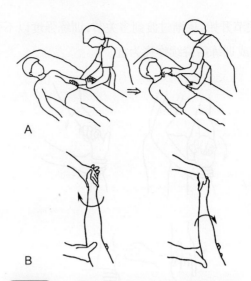

图 2-5　　维持肘关节的关节活动范围的训练

A. 握住前臂进行肘关节的屈曲、伸展；

B. 握住肘关节进行前臂的旋前、旋后

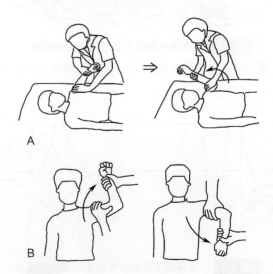

图 2-6　　维持肩关节的关节活动范围的训练

A. 仰卧位肩关节的前伸、外展；B. 坐位肩关节的内旋、外旋

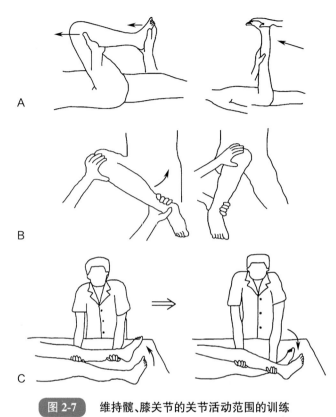

图 2-7 维持髋、膝关节的关节活动范围的训练

A. 仰卧位髋膝踝协同屈曲（胸腰椎移行部骨折时，膝伸展位时的髋关节屈曲角度应在 45° 以下）；B. 仰卧位髋关节的内旋、外旋；C. 仰卧位髋关节的内收、外展

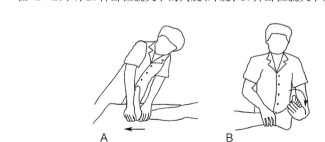

图 2-8 维持踝关节的关节活动范围的训练

A. 仰卧位踝关节背屈（握住足跟，伸展跟腱，同时治疗师用前臂压足底，使足背屈）；B. 仰卧位踝关节的内翻、外翻

(三) 肌力训练

急性期肌力训练的目的在于预防截瘫患儿在卧床期间上肢和躯干肌肉的肌力下降或肌肉萎缩。训练方法主要是双上肢的等长运动及左右对称性运动,以及利用哑铃、沙袋等进行上肢肌力增强训练(图 2-9)。但需注意,对于胸椎损伤患儿,超负荷训练或肩关节的过度前屈会诱发损伤部位的不稳定而产生疼痛,左右不对称的上肢肌力强化训练会产生胸椎旋转。

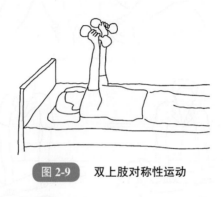

图 2-9　双上肢对称性运动

(四) 早期直立床站立训练

在 SCI 早期,直立床是帮助患儿实现直立最便捷有效的方法。应用直立床可以循序渐进地提高患儿站立的角度,且对患儿躯干稳定性和主动性的要求比较低。

在运用直立床进行站立训练时(佩戴脊柱矫形器),需将直立床面的高度调至与患儿病床或轮椅合适的高度,两者之间成 15° 夹角,缓慢转移患儿至直立床躺下,调整躯干、骨盆位置,保持中立位,并在膝关节下垫毛巾卷,防止出现膝关节过伸,两脚底紧贴脚踏板,并将脚踏板调成背屈 30°,用固定带在患儿的双膝关节、髂前上棘连线、胸部三处固定,随后治疗师调节直立床角度,从 20° 开始,如患儿持续 15 分钟无头晕、心悸等不良症状,可再增加 5°~10°,继续站立 5~10 分钟。再次训练时可在上次最终角度的基础上进行,按上述方法持续调整直立床角度至 90°(图 2-10)。

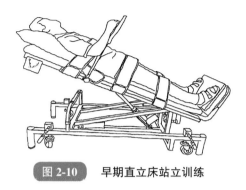

图 2-10　早期直立床站立训练

(五)痉挛的预防和治疗

痉挛是 SCI 后一种常见的并发症。由于运动神经元失去大脑皮层控制,肌肉出现牵张反射亢进、随意运动障碍等,限制了关节活动范围、降低了运动的灵巧性,严重影响患儿肢体功能和日常生活活动能力的康复。SCI 后痉挛的治疗方法包括药物治疗、物理治疗、手术治疗等[3]。

1. 药物治疗　口服抗痉挛药物是治疗痉挛的首选方法,因为使用方便,对多数患者有效且副作用较少。临床上常用的抗痉挛药物主要包括作用于中枢神经系统的巴氯芬、替扎尼定、苯二氮䓬类药物等。

(1)肉毒毒素注射[4]:肉毒毒素是由肉毒杆菌产生的强效神经毒素,它通过作用于运动终板(神经 - 肌肉接头)处,抑制突触前膜乙酰胆碱的释放,最终产生突触前神经肌肉阻滞作用,从而改善痉挛的各种症状。

(2)鞘内注射巴氯芬[5]:巴氯芬的脂溶性较差,口服后血液中的巴氯芬很难通过血脑屏障,所以口服巴氯芬的剂量要求较大。通过鞘内注射,将药物直接注射入脑脊液,可减小巴氯芬的剂量,且药效明显提高。

2. 物理治疗　通常包括运动疗法及物理因子疗法。

(1)运动疗法：包括体位保持（见图 2-1、图 2-2）、关节被动活动（见图 2-3~图 2-8）、站立训练（见图 2-10）以及牵伸治疗等。

(2)物理因子疗法：包括电刺激疗法、重复性经颅磁刺激、温度疗法、冲击波疗法。

1)电刺激疗法：常见的电刺激疗法包括经皮神经电刺激、神经肌肉电刺激。

2)重复性经颅磁刺激(repeated transcranial magnetic stimulation, rTMS)[6]：rTMS 可通过改变运动皮质的兴奋性，调节皮质脊髓通路的活性，提高下行性皮质脊髓的投射，降低脊髓环路的兴奋性，起到改善痉挛症状的作用。

3)温度疗法：包括冷疗法和热疗法，如冰刺激和蜡疗法。

4)冲击波疗法：冲击波可能通过改变上运动神经元损伤患者受累部位肌肉的触变性而降低肌张力，但其具体机制有待进一步的基础和临床研究。

3. 手术治疗　当肌肉痉挛不能通过药物、神经阻滞、理疗等方法得到控制时，可以通过手术方法使过高的肌张力下降，包括神经根切断术、脊髓破坏术等。

(六) 膀胱管理

脊髓损伤后，损伤平面以下的神经控制机制出现紊乱，控制排尿功能的中枢神经系统受损导致膀胱下尿道功能出现障碍，易发生神经源性膀胱(neurogenic bladder, NB)，主要表现为尿频、尿急、尿不畅、尿潴留等症状，影响患儿排尿，甚至导致肾功能衰竭，严重影响患儿的日常生活。

膀胱管理的目标是预防泌尿系统并发症，保护肾功能，通过良好的膀胱管理提高生活质量。目前，急性期 SCI 伴 NB 的常见干预措施有留置导尿和间歇性导尿等[7]。

1. 留置导尿　SCI 早期出现尿潴留,可留置尿管并每 4~6 小时开放引流膀胱。SCI 急性期,病情不稳定,需大量输液,抢救治疗期间可短期留置尿管,在无禁忌证的情况下,SCI1 周之后,可酌情开始进行间歇性导尿。

2. 间歇性导尿　SCI 急性期推荐采用无菌间歇性导尿。开始间歇性导尿次数为每日 4~6 次,根据排尿恢复情况调整导尿次数及时间,当膀胱功能趋于稳定,自行排尿后残余尿量为膀胱容量的 20%~30% 以下时,可停止导尿。圆锥部或骶神经根损伤患儿,膀胱逼尿肌收缩无力,残余尿量持续保持在膀胱容量的 20%~30% 以上时,宜长期使用间歇性导尿。尿液混浊、沉淀物较多时,酌情给予膀胱冲洗处理。在间歇性导尿开始阶段,每周进行 1 次尿常规、细菌培养及计数检查,无反复泌尿系统感染患儿,延长至每 2~4 周 1 次尿常规检查。

间歇导尿的禁忌证:

(1)膀胱持续高压(需要持续引流膀胱才能维持膀胱低压状态)。

(2)膀胱容量小(小于正常膀胱容量的 1/2)和膀胱顺应性差。

(3)膀胱颈口挛缩,尿道狭窄、畸形、假道、损伤、出血等,致尿管无法插入膀胱或不能安全插入膀胱者。

(4)存在严重的感染因素:严重的尿道炎、膀胱炎,尿道周围脓肿等。

(5)患者存在精神心理障碍或者严重的自主神经反射导致患者不能自行间歇性导尿或配合间歇性导尿。

(七) 高压氧治疗

高压氧可有效减轻急性期 SCI 患儿的应激反应,促进患儿神经功能的恢复,治疗时间越早,疗效越佳[8],建议最好在脊髓损伤后的 9~12 小时内进行治疗,且在 SCI 后的第 1 个 24 小时内可行 3 次或更多次治疗,最少 2 次。

二、恢复期及后遗症期康复治疗

(一) 关节活动范围训练

恢复期及后遗症期 SCI 患儿的损伤部位或骨折部位经过内固定已稳定,此时可由患儿自己活动以扩大关节活动范围,训练目的是患儿能顺利进行各关节动作,如有关节挛缩阻碍动作训练时则应由治疗师积极采取相应对策。

(二) 肌力训练

SCI 患儿一般会经历较长时间的卧床过程,这时即使他们的部分肌肉没有受到神经损伤的影响,也可能会因长期失用而产生肌力减退。在下肢肌力丧失时,患儿在不同平面或不同坐姿之间的转移主要依靠上肢进行,这需要患儿的上肢具有比普通人更强的力量,因此,肌力训练是 SCI 患儿恢复期不可缺少的环节。

此期肌力训练的目的是使肌力达到 3 级以上,以恢复肌肉的实用功能。例如,在应用轮椅、拐杖或助行器时,要有足够的肌力稳定肩及肘关节。有效的肌力训练要选择合适的肌肉、合适的训练方法,肌力 3 级及以上的肌肉以渐进性抗阻训练为原则,采取主动训练方法;肌力 2 级时采用滑板练习或辅助性动力运动;肌力 0~1 级时采用功能性电刺激等方式进行训练。

1. C_6 完全性损伤患儿的肌力训练   此平面损伤的患儿双上肢可自主活动,肩胛提肌、斜方肌、肱二头肌、胸大肌、三角肌、桡侧腕长伸肌以及桡侧腕短伸肌具备一定的功能,但肌力存在减退。患儿一般可进行主动肌力训练,包括肩关节前屈、外展、后伸、内收,肘关节屈曲的渐进性抗阻训练,以及腕关节背屈的辅助性动力训练。

(1)肩关节屈伸、外展、内收和内外旋的渐进性抗阻训练:患儿仰卧位或侧卧位,治疗师位于患儿体侧,施加的阻力方向与患儿运动方向相反,嘱患儿主动用力以克服阻力,达到关节活动度的最大范围

（图 2-11A~E）。

（2）肘关节屈伸的渐进性抗阻训练：患儿仰卧位或坐位，治疗师位于患儿体侧，施加的阻力方向与患儿运动方向相反，嘱患儿主动用力以克服阻力，达到关节活动度的最大范围（图 2-11E）。

（3）腕关节屈伸、尺偏和桡偏的辅助性动力训练：患儿仰卧位或坐位，治疗师位于患儿体侧，施加与运动方向相同的助力以引导患儿完成腕关节屈伸、尺偏和桡偏动作（图 2-11F）。

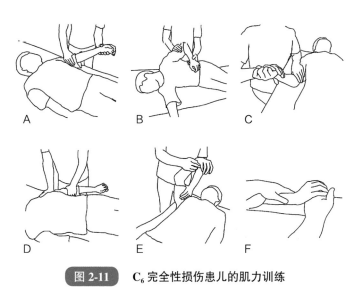

图 2-11 C_6 完全性损伤患儿的肌力训练

A~E. 肩关节前屈、外展、后伸、内收，肘关节屈曲的渐进抗阻训练；
F. 腕关节背屈的辅助性动力训练

2. C_7 完全性损伤患儿的肌力训练 患儿肩关节的前屈、外展、后伸，肘关节屈曲功能基本正常，但肱三头肌和尺侧腕伸肌的力量减退，腕关节呈桡偏，桡侧腕屈肌力量明显减退，手呈半握姿势。患儿除进行上述 C_6 完全性损伤的肌力训练内容外，还可进行肘关节伸展和腕关节屈曲的辅助性动力训练（图 2-12）。

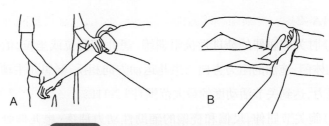

图 2-12 C_7 完全性损伤患儿的肌力训练

3. 胸段脊髓完全性损伤患儿的肌力训练 患儿上肢肌群的功能基本正常,肋间肌、腰背肌、腹肌肌群力量减退。此时最为关注的对象应该是上肢和肩胛带,以及损伤平面以上未受影响的其他健全肌肉,包括腕伸肌、指屈肌、肱二头肌、肱三头肌、胸大肌、背阔肌、菱形肌、前锯肌等神经支配完整的肌肉。

4. 腰段脊髓完全性损伤患儿的肌力训练 患儿上肢肌群和躯干肌群的功能基本正常,此时最为关注的对象除上肢肌群和躯干肌群外,还包括损伤平面以上未受影响的其他健全肌肉和残存部分功能的肌肉,包括屈髋肌群、伸膝肌群以及踝背屈肌群等(图 2-13)。

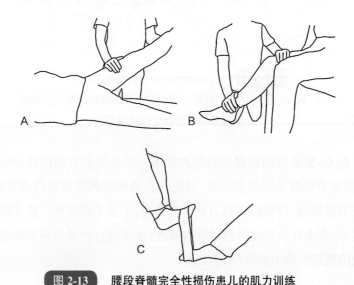

图 2-13 腰段脊髓完全性损伤患儿的肌力训练

5. 特殊的肌力训练　肌力训练的方式不同,渐进性抗阻训练效果也会不同,如果训练动作能够完全模拟人体关节运动时所产生扭力的方式,则效果最好。另外还包括协同肌、固定肌、拮抗肌的共同收缩,关节位置,以及肌肉收缩类型(离心收缩、向心收缩或等速训练)和收缩速率等方面的考量[9],因此,要想改善某一运动功能,最好的针对性肌力训练方式就是不断地进行该动作训练。

例如我们想通过提高患儿的上肢力量来改善他们转移动作的能力和安全程度,患儿可用坐在轮椅前面的矮凳上,双手握住轮椅座架撑起并向后移动臀部坐上轮椅的方式来提高上肢力量或者让患儿在左右两个不同高度的支撑面上交替转移(图 2-14),以促进他们上肢力量的改善,在这一过程中,患儿上肢肌力会不断提高,各关节协调配合能力也会逐渐加强。

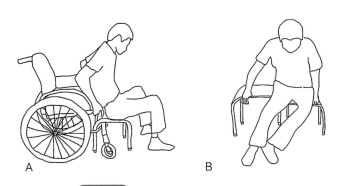

A   B

图 2-14　**上肢肌力的功能性训练**

A. 患儿坐在轮椅前面的矮凳上,双手握住轮椅座架撑起并向后移动
臀部坐上轮椅;B. 患儿在左右两个不同高度的支撑面上交替转移

此外,部分瘫痪的肌肉也可在功能性活动中进行训练,如股四头肌肌力为 2 级或 3 级,患儿主动伸膝力量不足,无法完成有效的下肢支撑动作时,可以让患儿在直立床站立时进行蹲下和站起的动作来训练股四头肌(图 2-15),训练过程中应根据患儿股四头肌力量的强弱调节直立床的角度,并在训练过程中密切观察患儿情况,提示患儿注意安全,

应循序渐进地增加阻力负荷。这种形式的训练可有效增强股四头肌的力量,并且下肢其他固定肌、协同肌也会得到有效的锻炼。

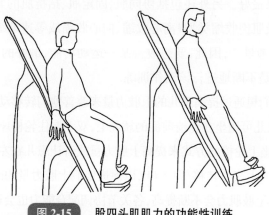

图 2-15　股四头肌肌力的功能性训练

(三)垫上训练

1. 翻身训练(向左侧翻身)

(1)C_6 完全性损伤患儿的翻身方法:

1)患儿仰卧,头、肩屈曲,双上肢伸展并摆向身体右侧,施行反作用。

2)肘伸展,头、肩及双上肢用力向左侧摆动。

3)利用运动惯性来旋转躯干和双下肢至俯卧位(在训练早期,双手拿轻哑铃更易完成旋转动作)。

4)将左前臂支撑于床面上,右肩向后拉,两侧前臂同等负重支撑于床面上,完成翻身(图 2-16)。

(2)胸、腰段 SCI 患儿的翻身方法:胸、腰段 SCI 患儿,因上肢功能存在,故可协助翻身。其步骤为:

1)同 C_6 损伤。

2)同 C_6 损伤。

3)直接利用肘部和手的支撑向一侧翻身。

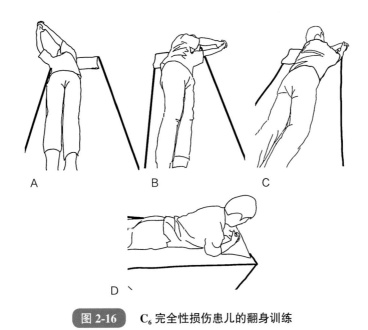

图 2-16 C_6 完全性损伤患儿的翻身训练

(3)四肢瘫的翻身方法：

1)患儿仰卧,治疗师立于患儿右侧,帮助患儿将右上肢横过胸前,将右下肢跨过左下肢,并将右足置于左侧床面。

2)治疗师一手置于患儿右侧腰的下方,另一手置于患儿右侧髋部下方,并用腹部抵住床沿作为支撑点,用力推动患儿髋、腰部向上,使患儿翻向左侧卧位。

3)最后帮患儿调整好姿势(图 2-17)。

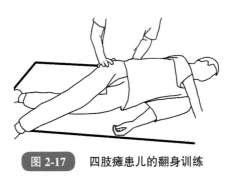

图 2-17 四肢瘫患儿的翻身训练

2. 起坐训练

(1)由仰卧位坐起:

1)C_6完全性损伤患儿独立由仰卧位坐起方法:①患儿仰卧,头、肩屈曲,双上肢伸展并用力左右摆动躯干,利用运动惯性来旋转身体并翻身至左侧卧位;②用左侧的肘支撑体重,然后变双肘在身前支撑,使上身抬起;③将体重移向右侧肘,然后将左侧肘移近躯干,并再次将体重移向左侧肘;④保持头部、肩部前屈,将右肘撤回身体右边,并和左侧肘共同在身后两侧支撑体重;⑤将体重移向左肘支撑,同时外旋右侧上肢,努力伸展肩关节,前臂旋后,利用支撑面的反作用力将前臂向后摆以将肘伸直,使右手支撑于床面;⑥调整身体位置,以右手支撑体重,利用同样的方法使左手也支撑于床面;⑦左右上肢交替向前移动,同时躯干向前屈,最后使重心移到双下肢上,完成起坐动作(图 2-18)。

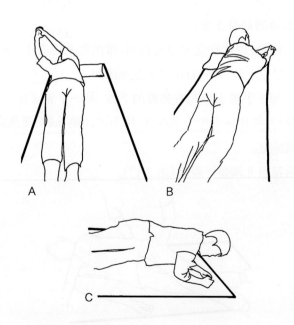

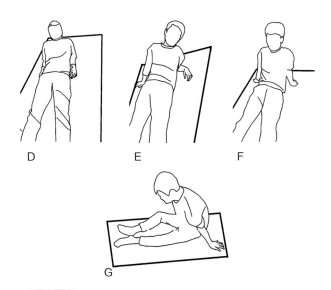

图 2-18　C_6 完全性损伤患儿独立由仰卧位坐起方法

2）胸、腰段 SCI 患儿独立由仰卧位起坐方法：①、②同 C_6 损伤；③将身体重心左右交替，并变换成双手支撑，完成起坐动作。

（2）由坐位躺下：

1）C_6 完全性损伤患儿独立由坐位躺下方法：①患儿长坐位，双手在身后支撑，头部、肩部向前屈曲；②身体先向左后侧倾斜，同时屈曲左肘，以左肘支撑于床面；③屈曲右肘，支撑于床面，并以两侧肘同时支撑体重；④交替向下伸直上肢至躺平（图 2-19）。

2）胸、腰段 SCI 患儿独立由坐位躺下方法：与仰卧位起坐方法顺序相反。

3. 支撑 / 减压动作

（1）垫上支撑 / 减压动作：

1）胸、腰段 SCI 患儿垫上支撑 / 减压动作训练：①患儿长坐位，头、肩、躯干向前弯曲，让头超过膝关节，使身体重心落在髋关节前方，以保持长坐位平衡；②双手支撑在大腿外侧 30cm 处，双肘伸展，肩胛带下沉,用力抬起臀部,并进行前后左右移动(图 2-20)。

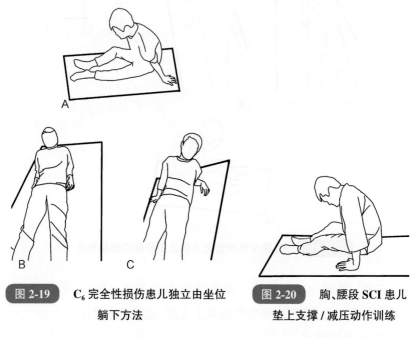

图 2-19　C₆ 完全性损伤患儿独立由坐位
　　　　　躺下方法

图 2-20　胸、腰段 SCI 患儿
　　　　　垫上支撑 / 减压动作训练

开始训练时,可用支撑台,使有效上肢长度加长,易于完成上提动作,在抬臀训练时,可在足跟与垫子之间铺上滑动板以减少摩擦。

2) 四肢瘫患儿垫上支撑 / 减压训练:①同胸、腰段 SCI;②因肱三头肌瘫痪,可由肩关节外旋,前臂旋后,利用支撑面的反作用力以保持肘关节稳定伸展,并将身体抬起,在此姿势下进行左右前后重心移动(图 2-20)。

(2) 轮椅上支撑 / 减压动作:

1) 胸、腰段 SCI 患儿轮椅上支撑 / 减压动作训练:①患儿取轮椅坐位,双手紧握轮椅后轮圈 / 手轮圈的最高处,身体坐直或微前倾;②双肘用力伸直,双肩内收、下沉,双手用力下压,眼睛直视前方,提起身体离开坐垫(图 2-21)。

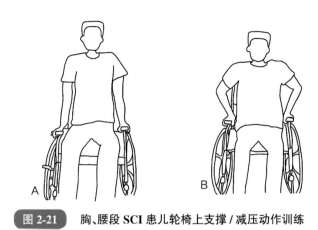

图 2-21　胸、腰段 SCI 患儿轮椅上支撑 / 减压动作训练

2）C$_6$完全性损伤患儿轮椅上支撑 / 减压动作训练：①患儿取轮椅坐位，左手掌紧握轮椅后轮圈 / 手轮圈的最高处，右手置于同侧大腿外侧坐垫上，身体坐直或微前倾；②肩关节内收，肩胛骨下沉，被动伸直双肘关节，撑起身体离开坐垫，左右手交替进行上述动作（图 2-22）。

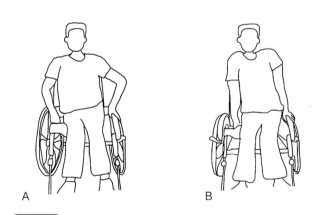

图 2-22　C$_6$完全性损伤患儿轮椅上支撑 / 减压动作训练

（四）坐位训练

1. 截瘫患儿的坐位训练

（1）轮椅坐位训练：开始坐轮椅时，选择姿势稳定的高靠背轮椅，嘱

患儿穿鞋,并在座椅上放 10cm 的垫子。坐位时,上臂自然下垂,肘关节自然屈曲,腕关节自然置于轮椅扶手上,髋膝关节保持屈曲约 90°,双脚平放在脚踏板上(图 2-23)。

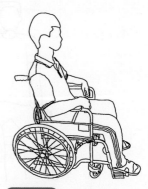

(2)长坐位训练:在患儿具备稳定的轮椅坐位平衡后,可开始在无靠背状态下的长坐位训练,训练的主要目的是提高患儿在长坐位下的平衡功能。在床上或垫子上开始长坐位的保持训练,患儿双手放在床上或下肢上以保持身体平衡,缓慢将重心向前后、左右移

图 2-23　截瘫患儿的轮椅坐位训练

动,并恢复原坐位(图 2-24)。在能较稳定的完成上述动作后,开始在无手支撑的情况下练习上述动作,直至在外力破坏身体平衡时,能及时调节身体重心,恢复自身平衡。此外,在无靠背的长坐位下练习抛接球也是一个适宜的平衡功能训练方法。

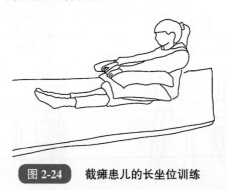

图 2-24　截瘫患儿的长坐位训练

(3)椅坐位训练:床边坐位平衡的保持,是横向转移动作的重要基础。训练时,治疗师位于患儿身后,引导患儿缓慢移动身体重心,并注意保护患儿安全,按长坐位训练顺序进行训练(图 2-25)。

2. 四肢瘫的坐位训练

(1)床上被动坐位训练:四肢瘫的患儿,坐位训练早期易出现体

位性低血压,此时可在电动起立床或可调
节角度的病床上慢慢改善体位性低血压
的症状。从床头抬起 30° 开始,如患儿持
续 15 分钟无头晕、心悸等不良症状,可再
增加 5°~10°,继续保持 5~10 分钟,再次
训练时可在上次最终角度的基础上进行,
直至患儿在坐位 90° 时无不良反应(图
2-26)。训练时应注意患儿的尾骨部皮肤
受摩擦力及重力压迫作用易发生压疮,可
在被动坐起时使患儿躯干前倾,后背离
开床面,以减轻对尾骨部皮肤的摩擦和
压力。

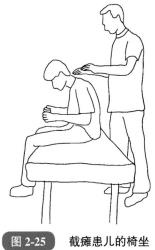

图 2-25 **截瘫患儿的椅坐位训练**

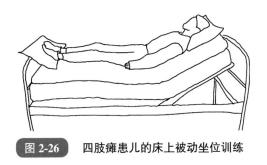

图 2-26 **四肢瘫患儿的床上被动坐位训练**

(2)轮椅坐位和长坐位训练:在轮椅训练早期,四肢瘫患儿多使用
高靠背轮椅,由于四肢瘫患儿压疮预防的动作自己多不能完成,需选择
压力分散性好的垫子。在坐位稳定、低血压症状减轻后,可由高靠背轮
椅换至普通型轮椅。

四肢瘫患儿轮椅坐位和长坐位的训练顺序和截瘫患儿相同,损伤
水平在 C_6 颈髓节段功能残存以上,肱三头肌无功能时,患儿需练习在
伸展位下利用上肢闭链运动锁住肘关节以支撑体重。

（五）移动训练

1. 辅助器具移动   步行主要适用于下肢至少还有一定肌力的患儿。即使轻微的无力或感觉丧失也会改变正常的步行运动和动力学，导致步态偏差或需要矫形器和步行辅助器具。SCI 患儿的步行策略主要取决于下肢的 SCI 的部位和下肢瘫痪的形式（表 2-1）。

表 2-1   SCI 的部位与辅助器具选择形式

损伤节段	站立或步行目标	辅助器具
C_5~C_7	无法实现步行,可借助轮椅或站立架进行站立,C_7 损伤者有一定的转移能力	电动轮椅,平地可用手动轮椅,多需辅助器具
C_8~T_4	可借助矫形器实现治疗性站立,双杠内治疗性步行,以轮椅活动为主	电动轮椅,平地可用手动轮椅,多需辅助器具；HKAFO(ARGO/RGO)；助行器或腋杖
T_5~T_8	可借助矫形器实现治疗性步行,以轮椅活动为主	电动轮椅,平地可用手动轮椅,多需辅助器具
T_9~L_2	可借助矫形器实现治疗性步行或家庭室内步行,以轮椅活动为主	HKAFO；双拐；轮椅
L_3	可借助截瘫步行器和肘拐实现社区功能性步行,远距离转移还需要依赖轮椅	AFO；腋杖或肘拐
L_4	可借助矫形器实现社区功能性步行,可不需要轮椅,但速度较慢	AFO；肘拐
L_5~S_1	佩戴 AFO 可实现社区功能性步行,大部分生活可独立,消耗能量较少	AFO；肘拐或不用拐杖

（1）支具：支具对于 SCI 患儿尤为重要，可以帮助患儿固定姿势，预防痉挛，协助站立或行走。不同程度损伤选取不同支具，具体如表 2-1，临床常用下肢支具（图 2-27）。

（2）轮椅：轮椅对于 SCI 患儿来说非常重要，尤其是完全性 SCI 的患儿，有了轮椅患儿可以实现远距离的转移，重返社会生活。SCI 患儿选用何种轮椅主要取决于其自身的 SCI 平面和损伤程度，大部分 SCI 患儿手功能良好,可以用手来操控电动轮椅,对于高位损伤的患儿,可以对电动轮椅的操控方式进行改造,充分利用患儿的残存功能(图 2-28)。

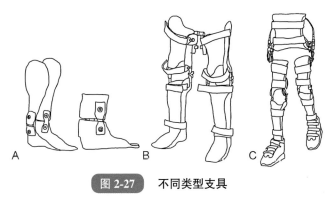

图 2-27　不同类型支具

A. 踝足矫形器(AFO); B. 膝踝足矫形器(KAFO); C. 髋膝踝足矫形器(HKAFO)

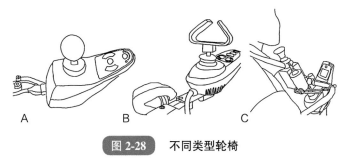

图 2-28　不同类型轮椅

A. 球形电动轮椅控制手柄; B. U 形手掌托式操作手柄; C. 下颌控制轮椅

C_6 以下平面损伤的患儿可以选择手动轮椅(图 2-29),但 C_6~C_8 损伤的患儿在操纵手动轮椅长距离移动时能力受限,需要选择电动轮椅(图 2-30)。

截瘫患儿多选择手动轮椅,因为他们的上肢能力较好,经过训练都能灵活的完成在上下斜坡和不平整的路面上移动,甚至可以下楼梯。

(3)腋杖:腋杖在拐杖中稳定性最高,但如果高度不合适或使用方法不当,腋托压迫腋窝血管,会引起上肢血流不畅,导致末梢神经受损。

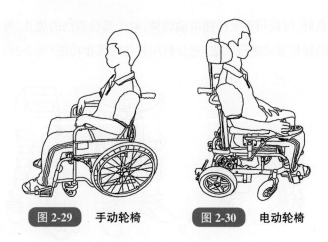

图 2-29　手动轮椅　　　图 2-30　电动轮椅

腋杖高度调整：患儿立位，肩部放松，双上肢放松置于体侧，肘关节屈曲 20°~25°，首先调整腋托高度，腋杖末端放置于足前方 15cm、侧方 15cm 处，腋托与腋窝间保留 2~3 横指距离（大致为 5cm），把手高度应与桡骨茎突同高（图 2-31）。

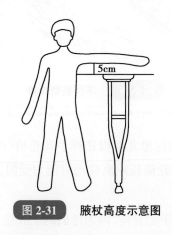

图 2-31　腋杖高度示意图

使用腋杖步行的方法主要有摆至步、摆过步、四点步、两点步以及上下楼梯，其难易程度从易到难依次为摆至步、摆过步、四点步、两点步、上楼梯、下楼梯。

1)摆至步:①将双腋杖同时放置于身体前方;②躯干前倾,由腋杖支撑体重;③将双足同时向前摆出一小步,双脚落至腋杖处(图 2-32)。

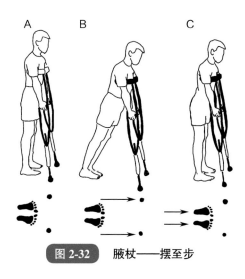

图 2-32　腋杖——摆至步

2)摆过步:①将双腋杖同时放置于身体前方。②躯干前倾,由腋杖支撑体重。③将双足同时向前摆出一大步,双脚落至腋杖前方,然后再将双侧腋杖向前方伸出,完成一个步行周期(图 2-33)。

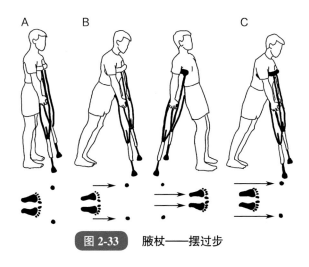

图 2-33　腋杖——摆过步

3）四点步：按照"一侧腋杖—对侧下肢—另一侧腋杖—另一侧下肢"的顺序行走（图 2-34）。

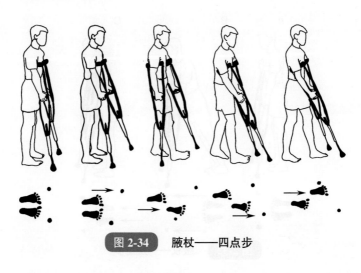

图 2-34　腋杖——四点步

4）两点步：按照"右腋杖与左脚—左腋杖与右脚"的顺序行走（图 2-35）。

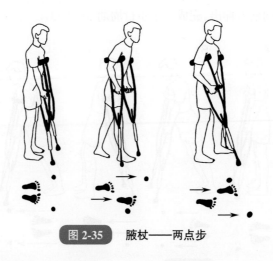

图 2-35　腋杖——两点步

5）上下楼梯：上楼梯时，患儿一手扶楼梯扶手，一手使用腋杖，腋杖先上，患儿身体重心前倾，双手用力撑起身体同时摆动双腿至上一台阶，下楼梯和上楼梯方法相同。

（4）助行器：使用助行器行走的方法主要有摆步行走和迈步行走，迈步行走的难度更大。

助行器高度调整：患儿立位，双上肢自然下垂，助行器把手高度与股骨大转子或桡骨茎突同高（图 2-36）。

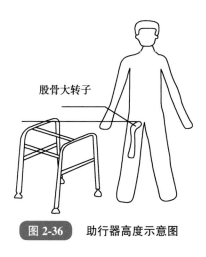

股骨大转子

图 2-36 助行器高度示意图

1）摆步行走：①将助行器抬起，放至身体前一步位置；②双手扶着助行器将身体撑起；③将双侧下肢一起向前摆出一小步，双足落地站稳，然后进行下一步（图 2-37）。

2）迈步行走：①助行器的一侧向前，迈出对侧下肢；②将助行器的另一侧向前，迈出另一侧下肢（图 2-38）。

（5）手杖：使用手杖步行的方法主要有三点步和两点步，两点步的难度更大。

手杖高度调整：患儿立位，双上肢放松置于体侧，把手与股骨大转子同高（图 2-39）。

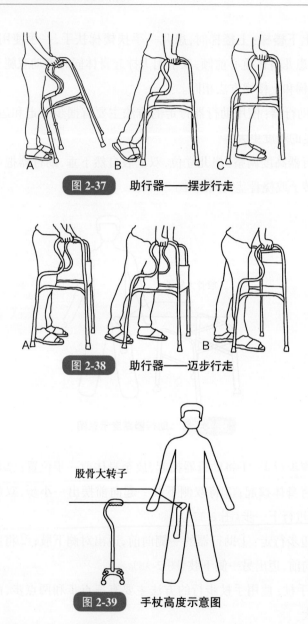

图 2-37 助行器——摆步行走

图 2-38 助行器——迈步行走

股骨大转子

图 2-39 手杖高度示意图

1)三点步:按照"手杖——一侧下肢——另一侧下肢"的顺序行走(图2-40)。

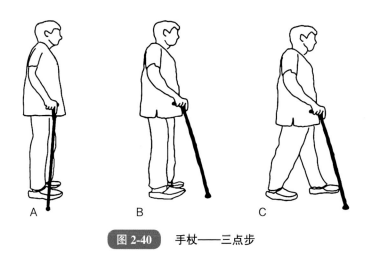

图 2-40　手杖——三点步

2）两点步：手杖和一侧下肢同时向前迈步，再迈出另一侧下肢（图 2-41）。

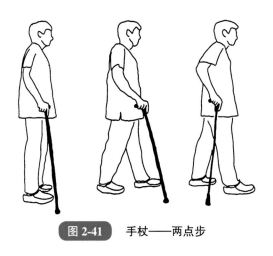

图 2-41　手杖——两点步

（6）外骨骼机器人：其是基于仿生学和人体工程学设计，并拥有末端牵引式的康复机器人，同时融合了传感、控制、信息耦合、移动计算、提供保护、身体支撑和运动等功能，作为一种新兴治疗技术受到国内外的广泛关注。国内外相关文献报道中外骨骼机器人在 SCI 后康复训练中多用于提高步行功能,SCI 患儿佩戴外骨骼机器人后可以实现功能性步行,包括上下楼梯等活动(图 2-42)。

(7)脑 - 机接口(brain-computer interface,BCI)技术:其是近年来迅速发展的一种电脑通信系统,是一种不依赖于大脑和外周神经与肌肉正常输出通道的控制系统,通过采集和分析人脑生物信号,在人脑与计算机或其他电子设备间建立起直接交流或控制的通道。BCI 技术能够帮助严重运动功能障碍的患者实现直接与外界的交流,目前该技术主要应用在因脊髓损伤、脑卒中等有运动功能障碍的患者康复[10]。

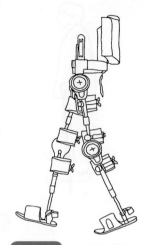

图 2-42　下肢机器人

2. 平面间转移　由于损伤平面及损伤程度的不同,SCI 患儿的转移能力存在较大的差异。C_4 及 C_4 以上损伤的患儿,只能依靠被动转移(人工或机械搬运)完成体位转移活动;C_5 完全性 SCI 患儿不能独立完成翻身、坐起、从床到轮椅等各项转移活动,但患儿可在辅助下完成上述活动;C_6 完全性 SCI 患儿生活部分可以自理,可训练其床上翻身,利用上肢屈肘勾住系于头上方的吊环坐起;$C_7 \sim T_2$ 完全性 SCI 患儿生活基本可以自理,在轮椅上能独立活动,能在床上活动并进行各种转移活动,如利用滑板完成在轮椅与床之间的转移;T_3 以下完全性 SCI 患儿生活可以自理,能够较容易地独立完成床上翻身、床椅转移等各项功能性活动。

不同平面之间转移动作的训练方法较多,可以根据 SCI 平面、残存肌力、关节活动度等情况进行选择。复杂的转移除需具备平衡能力,还需有很强的上肢肌力,如肱三头肌及伸腕肌等,做转移时,头、双肩和躯干都要保持前屈,使头部前伸超过膝关节。大多数截瘫患儿经过训练后能在不同高度的平面上转移。

转移时应遵循以下基本原则:准备好必要的设施、器械;保证空间通畅；进行相互转移的两个平面的物体应稳定，以免对患儿造成继发损伤和不必要的疼痛；给患儿的指令应简单、明确，与患儿沟通时注意语言（视频 2-1）。

视频 2-1
C$_7$完全性
SCI 患儿的
体位转移

下面以 C$_7$ 完全性 SCI 患儿为例介绍四肢瘫患儿的各种体位转移方法。

（1）床与轮椅之间的独立转移：

1）从轮椅到床的侧方成角转移（从右侧转移）：①患儿驱动轮椅从右侧尽量靠近床，与床成 20°~30° 角，关闭手闸，移开右侧脚踏板；②患儿在轮椅中先将臀部向前移动，右手支撑床面，左手支撑轮椅扶手，同时撑起臀部并向前、向右侧方移动到床上；③调整坐姿，双手在身体两旁支撑（图 2-43）。

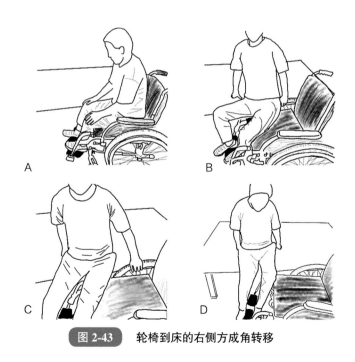

图 2-43 轮椅到床的右侧方成角转移

2）从床到轮椅的侧方成角转移（从右侧转移）：方法同上，顺序相反。

3) 从轮椅到床的侧方平行转移(右侧身体靠床): ①患儿驱动轮椅与床平行放置,关闭手闸;②卸下近床侧扶手,将双腿抬上床(方法同正面转移);③躯干向床沿方向前倾,将右腿交叉置于左腿上,应用侧方支撑移动的方法,左手支撑于轮椅扶手上,头和躯干前屈,双手支撑抬起臀部并向床移动(图 2-44)。

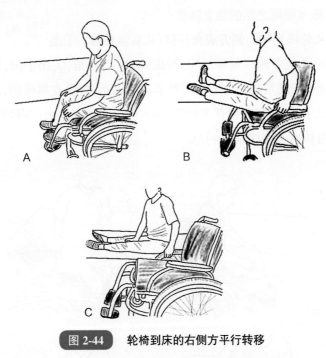

图 2-44　轮椅到床的右侧方平行转移

4) 从轮椅到床的正面转移: ①患儿驱动轮椅正对床,间距约为30cm,以供抬腿之用,然后关闭手闸;②将左腕置于右膝下,通过屈肘动作,将右下肢抬起,放到床上;③用同样方法将左下肢放到床上,打开手闸,向前驱动轮椅使其紧贴床沿,再关闭手闸;④双手扶住轮椅扶手向上撑起,同时向前移动坐于床上,此过程中要保持头和躯干屈曲;⑤双手支撑于床面将身体移至正确位置,并用上肢帮助下肢摆正位置。由于双腿要在床上滑动,故床垫不宜太软,必要时可临时在床上使用滑板,转移完毕后撤除(图 2-45)。

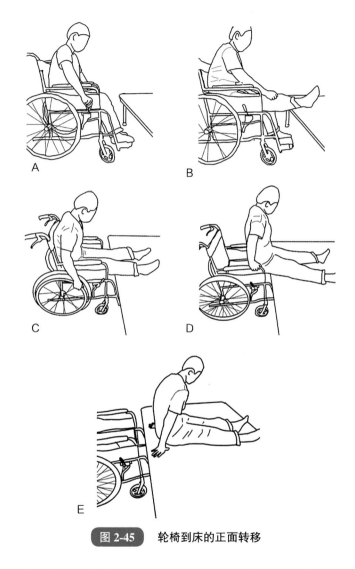

A

B

C

D

E

图 2-45　轮椅到床的正面转移

　　5)利用滑板由轮椅向床的侧方平行转移:①患儿驱动轮椅与床平行靠近,关闭手闸,卸下轮椅靠床侧的扶手,将双下肢抬到床上;②将滑板架在轮椅和床之间,滑板的一端插入患儿臀下;③患儿一手支撑于轮椅坐垫上的滑板,另一只手支撑于床垫上的滑板,抬起上身,将臀部通过滑板移至床上,然后撤去滑板(图 2-46)。

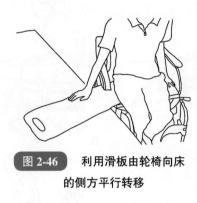

图 2-46　利用滑板由轮椅向床的侧方平行转移

(2)轮椅与座椅之间的独立转移:如训练如厕可将座椅换为坐便。

1)轮椅到座椅的成角转移:①首先将轮椅制动,座椅固定牢靠,两椅互成 60° 角,卸下轮椅靠座椅一侧的扶手,患儿臀部在轮椅中向前移动,尽量坐于轮椅的前沿,将双足平放于地面上;②患儿一手扶于座椅的远侧角,但不能扶在椅背或座椅扶手上,以免翻倒,另一手扶于轮椅的扶手上,手足同时用力将臀部抬起并向侧方移至座椅上,其间不必完全站立;③用手将双腿移到座椅前方的标准位置上,并调整臀部及背部的位置使坐位舒适稳定(图 2-47)。

2)轮椅到座椅的并列转移:除将轮椅与座椅并列放置外,其余均与两椅成角转移相似。

3)轮椅到座椅的正面转移:其原则与两椅的成角转移相似。①轮椅与座椅正面对置,使两椅前沿平齐;②轮椅制动,座椅放置稳定,使双足平放于地面上;③患儿一手支撑于座椅的远侧,另一手支撑于轮椅的近侧,躯干略前倾,手足同时用力将臀部抬起移向座椅;④转身坐于座椅上,将双腿移至座椅正前面,摆正体位。

(3)轮椅与地板之间的转移:练习在轮椅与地板之间转移,可使患儿移到地上或从地上移回轮椅,拥有这项能力可扩大患儿的活动范围,丰富患儿的生活。这项能力也是一个重要的自救措施,当患儿从轮椅上摔下时,能应用此能力从地上回到轮椅中。

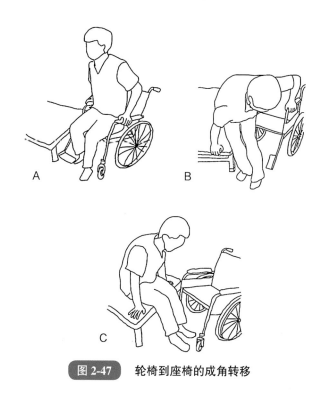

图 2-47 轮椅到座椅的成角转移

下面介绍 T_{11} 完全性损伤患儿在轮椅与地板之间转移的步骤:

1)独立由轮椅到地板的转移:①轮椅制动,卸下轮椅扶手,用手将双足放到地板上,移开脚踏板,双手支撑于轮椅两侧扶手,将臀部抬起前移至轮椅前沿;②双手支撑于轮椅座位前方,上抬躯干,将臀部抬起前移至越过轮椅的前沿;③逐渐放低重心坐到地板上的坐垫上。腹肌肌力弱的患儿需伸展头部及肩部以帮助臀部向前越过轮椅前沿,保持伸展可防止患儿放低身体时向前抛出(图 2-48)。

2)独立由地板到轮椅的转移:方法同上,顺序相反。

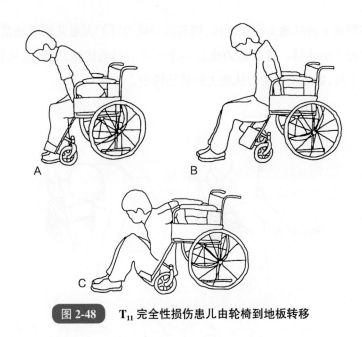

图 2-48　**T$_{11}$完全性损伤患儿由轮椅到地板转移**

（六）步行训练

1. 室内步行训练　包括治疗性步行和家庭性步行。在完成基础步行训练，特别是髋、膝、踝关节控制能力训练后，控制以上关节的肌肉肌力仍达不到 3 级以上水平者，为了保证步行的稳定、安全，可使用适当的支具。患儿首先在平行杠内练习站立和行走，包括三点步、四点步、两点步，并逐渐过渡到使用助行器或拐杖行走。注意耐力训练，待耐力增强以后可以练习跨越障碍、上下台阶、摔倒及摔倒后站起训练等。

（1）平行杠内训练：行走训练自平行杠内训练开始。站立训练从每次 10~20 分钟开始，依患儿体能状况改善而逐渐增加；平衡训练是使患儿通过学习重新找回身体保持稳定的重心位置（图 2-49）。

轮椅、助行器、腋杖、手杖、外骨骼机器人等训练方法同移动类辅具的应用。

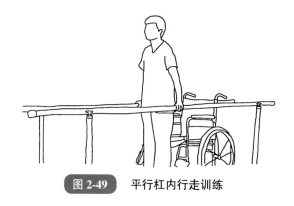

图 2-49　平行杠内行走训练

(2)减重步态训练(partial weight bearing gait training):又称部分重量支撑步态训练,是指通过器械悬吊的方式将患儿身体的重量部分向上吊起,使患儿步行时下肢的负担减轻,以帮助患儿进行步行训练、平衡训练,提高患儿日常生活活动能力[11]。

减重步态训练可以使患儿步行时身体重心的分布趋于对称,提高患儿步行稳定性,减少步行中下肢相关肌群的收缩负荷,使下肢肌力不到 3 级的患儿能及早进行步态训练。还可以改善和加大下肢关节的活动范围,调节下肢的肌肉张力,同时避免和缓解由于早期负重行走带来的不必要异常模式,如足下垂、足内翻等病理性步态,输入符合正常人的生理步行模式。患儿在减重支撑装置的保护下,增加平衡稳定性,提高安全性,消除患儿步行中的紧张和恐惧心理,更好地配合治疗师的治疗,提高训练效率(图 2-50)。

2. 社区性步行训练　当患儿具有室内安全步行能力后,为提高耐力和步行的实际应用能力,做好患儿出院前的准备,使患儿能早日回归家庭和社会,提高患儿的生活质量,应鼓励患儿进行社区步行训练。社区性步行训练是指患儿可借助 AFO、手杖等,独立地完成在社区内步行,包括过马路、超市购物(上下自动扶梯)、乘坐交通工具等。

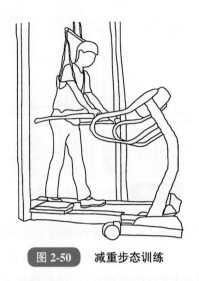

图 2-50　减重步态训练

（七）呼吸及排痰训练

SCI 患儿的呼吸功能情况与脊髓受损的平面密切相关，T_{12} 及以上脊髓平面的损伤对主要呼吸肌和辅助呼吸肌的功能均存在不同程度的影响，尤其是颈髓损伤，会累及更多的主要呼吸肌，从而导致呼吸功能严重下降，需要进行呼吸和排痰训练[9]。

1. 呼吸肌训练（视频 2-2）

视频 2-2
T_{12} 平面以
上完全性
SCI 患儿的
呼吸肌训练

（1）膈肌训练：临床上最常见的膈肌训练方法是抗阻吸气法。患儿仰卧位，治疗师在患儿上腹部放置 0.5~1.0kg 的沙袋作为阻力，阻力大小以不影响膈肌收缩且有明显的上腹部起伏为宜。嘱患儿集中注意力于加压部位，用鼻吸气使腹部缓缓隆起，并保持 2~3 秒，然后用口呼气，通过逐渐延长呼吸时间、增加阻力来调节训练难度，从而改善膈肌

肌力（图 2-51），注意在吸气过程中，患儿应保持胸廓的平静状态。每天训练 15 分钟，当在整个训练过程中，患儿腹肌收缩

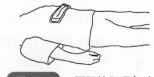

图 2-51　膈肌抗阻吸气法

时可将上腹部的沙袋顶起且无明显疲劳时,可逐步增加阻力。

此外,还可选择吹蜡烛、吹气球、吹水泡等方法训练患儿的膈肌功能。

(2)辅助呼吸肌训练:仅依靠膈肌呼吸时,患儿容易出现膈肌疲劳,此时需要深呼吸或人工辅助呼吸,故对辅助呼吸肌进行训练是呼吸肌训练的重要内容之一。

用力呼吸训练是一种强调持续最大吸气的呼吸训练,用力呼吸时会调用辅助呼吸肌参与工作。患儿仰卧位,治疗师将两拇指指腹或手掌置于上腹部的膈肌外,吸气时,嘱患儿由鼻缓慢地尽量深吸气,同时治疗师在膈肌处施加轻度阻力;呼气时,嘱患儿口唇聚缩,治疗师双手在胸廓下、中、上部变换并施以压力使之强制呼出且增加呼气量,尽量延长呼气时间(图 2-52)。

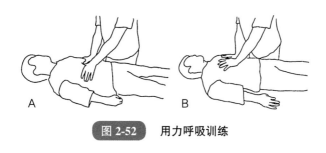

图 2-52　用力呼吸训练

2. 改善胸廓顺应性(视频 2-3)

(1)空气转移法:是无须肋间肌参与的胸廓独立扩张方法。患儿坐位,在主动深吸气后,做躯干前屈、后伸以及左右侧屈的动作,以促进胸廓内气体流动,从而增加胸廓的局部扩张。

(2)徒手胸廓牵伸法:要求治疗师将胸廓按上、中、下三部分依次进行牵伸。患儿侧卧位,治疗师一手置于患儿背后,中指指尖触及棘突,另一手置于患儿胸廓前壁,当患儿呼气

视频 2-3
T_{12} 完全性 SCI 患儿改善胸廓顺应性的训练

时,治疗师通过扭绞等动作使两手接触(图2-53)。

(3)单侧交替胸廓松动法:是患儿可独自进行的胸廓松动方法,适用于肢体功能较好的 SCI 患儿。患儿坐位,身体向紧张侧的对侧弯曲,随后深吸气,以进一步扩张紧张侧的胸廓。然后,患儿把紧张侧的手握拳并在该侧躯干的外侧对胸廓进行挤压,同时身体向该侧弯曲过来,完成深呼吸(图2-54)。

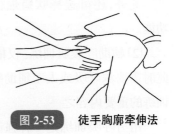

图 2-53　徒手胸廓牵伸法

该动作需循序渐进,在牵伸一段时间后,起始动作可调整为在向对侧弯曲的同时手上举过头,随后再进行后续动作。

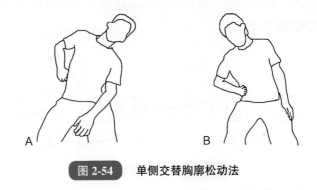

图 2-54　单侧交替胸廓松动法

3. 排痰训练　SCI 患儿呼吸道内分泌物的排出受呼吸功能的影响较大,痰液主动排出存在困难,易发生痰液积聚,从而引起肺通气效率的下降,为改善 SCI 患儿的通气效率,应提高患儿对肺内痰液的处理能力。气道廓清技术是临床上常用的排痰方法,能帮助患儿清除呼吸道分泌物,促进气道通畅[12]。

(1)外周气道廓清技术:

1)胸部叩击和胸部振动:胸部叩击是治疗师用手(手指并拢,手背隆起,呈杯形,以腕部为支点)或拍痰杯快速(100~480 次 /min)反复交替、规律地叩击需要引流肺段的体表位置,也可以用机械叩击器进行胸部叩击,要避开肩胛骨、脊椎和锁骨,可在整个吸气和呼气过程中进行。叩击时治疗师应尽量放松肩、肘、腕,叩击可持续数分钟或直到患儿需要改变姿势并咳嗽,叩击有力但不引起疼痛。胸部叩击适用于所有年龄的患儿。

胸部振动是指治疗师把手放在患儿胸壁并密切接触,让患儿先深吸气然后缓慢呼气,在患儿呼气时,治疗师对患儿胸壁施加压力,上肢持续收缩,传递产生的振动力,以松动患儿气道分泌物并帮助其排出。该法常与胸部叩击联合应用以协助痰液排至大气道。胸部振动适用于所有年龄的患儿。

2)体位引流:让患儿处于一定的体位,利用重力的原理,通过变换体位的方法促进肺部分泌物从小支气管逐级向大支气管方向引流,并排出体外。有些患儿可能存在胃食管反流,需对传统体位引流进行改良,将头低体位改为水平体位或头高体位,称为改良式体位引流。该方法常采用侧卧位、仰卧位和半坐卧位,需要排出分泌物的肺段需在上方,并尽量使支气管处于垂直位(图 2-55)。在体位引流时给予胸部叩击或胸部振动,可增强分泌物的清除效率,缩短疗程。体位引流适用于所有年龄的患儿。

3)主动循环呼吸技术(active cycle of breathing technique,ACBT)[13]:由 3 个通气阶段的反复循环构成,包括呼吸控制、胸廓扩张训练(thoracic expansion exercise,TEE)、用力呼气技术(forced expiratory technique,FET)。呼吸控制是指放松上胸部和肩部,进行正常潮气的腹式呼吸,可以预防支气管痉挛和氧饱和度降低,在 ACBT 的每个阶段之间均要有呼吸控制。TEE 是指深呼吸,有助于分泌物的清除,改善侧支通气,进行 TEE 时可给予胸部叩击或胸部振动。FET 由 1~2 次哈气动作组成,患儿放松上胸部和肩部,用膈肌呼吸,做好准备后进行深吸气,在吸气末梢做维持,随后用力将气体快速哈出,治疗师或患儿可以在腹部施加压力辅助哈气或感受腹肌用力,FET 可通过改变胸腔压力和气道动力学来促进分泌物移动。一般情况下,一个 ACBT 周期由呼吸控制、3~4 次 TEE、呼吸控制和 FET 组成,可在坐位、改良式引流体位或卧位进行,适用于年龄稍大能配合的患儿。

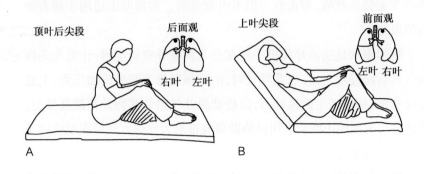

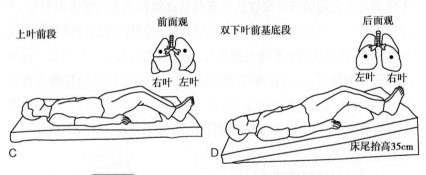

图 2-55　肺部不同部位痰液引流的体位摆放

4) 自主引流[14]:是一种最大限度地增大气道内气流以促进通气和清除分泌物的技术。患儿在不同呼气气流下进行腹式呼吸以松动和移动分泌物,分为 3 个阶段:松动、聚集和排出。各个阶段中通过鼻腔吸气应缓慢,每次吸气后屏气 2~3 秒,然后呼气。在松动阶段,患儿正常吸气后屏气 2~3 秒,然后深呼气至补呼气量,在补呼气容积水平呼吸数次;在聚集阶段,患儿呼吸从补呼气量逐渐转变成补吸气量范围;在排出阶段,在补吸气量内进行更深的吸气数次,然后呼气帮助分泌物排出。自主引流需要患儿配合,不适合小于 12 岁的患儿。

婴幼儿和学龄前儿童可选辅助性自主引流。辅助性自主引流是治疗师把手放在患儿胸壁,根据自主引流的原理,在患儿吸气时轻轻地对胸部施压,以改变吸气量,呼气期间不施加压力。可在仰卧位或坐位进行,坐位时,患儿坐在治疗师腿上,背靠治疗师的胸腹部,治疗师的手从患儿腋下绕到患儿胸前,根据患儿的呼吸对患儿胸壁施压(图 2-56)。

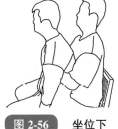

图 2-56 坐位下辅助性自主引流

5)呼气正压(positive expiratory pressure,PEP)治疗[15]:使用连接单向呼吸阀的面罩或咬嘴,在患儿呼气时提供一定的正压。PEP 治疗使分泌物后面聚集的空气量增加,压力梯度使分泌物向大气道移动,呼气时正压可增加功能残气量,防止气道过早塌陷。PEP 治疗适用于各种年龄的患儿,婴儿需要用大小合适的面罩;大的儿童在坐位进行,并与 FET 结合使用。

6)振荡 PEP 治疗[16]:使用振荡 PEP 装置将呼气正压与高频振荡结合起来,呼气时气道中产生剪切力利于分泌物的清除。振荡 PEP 装置包括 Flutter、Acapella 等,用 Flutter 呼气时需保持一定的角度,适用于 8 岁及以上的患儿;Acapella 可在坐位或卧位使用,适用于认知功能良好,能配合指令的患儿。

(2)远端气道廓清技术:

1)徒手辅助咳嗽法:在患儿完成吸气动作,准备开放气道咳嗽时,治疗师迅速对患儿肋膈角下面的上腹部或下胸廓部(须避开剑突)施加压力,以增加胸腔内压,提高患儿咳嗽时通过气道的气流速度,从而促进患儿完成咳嗽和排痰(图 2-57)。该技术要求治疗师用力的时机和患儿主动咳嗽的动作同步,手法需柔和迅速,可在患儿坐位、仰卧位或侧卧位下进行,适用于认知功能良好,能配合指令的患儿。

对于颈椎外伤所致的 SCI,在早期使用徒手辅助咳嗽法时要非常谨慎,一般主张药物治疗,只有在必要时才予以徒手辅助咳嗽,且在施行该技术时,要严格固定患儿颈部,最好使用颈部保护器具,避免在实施手法或患儿咳嗽时引起患儿颈部的剧烈动作。

2）气管刺激咳嗽法:对于意识不清、无主动咳嗽意识或存在认知障碍等不能配合的患儿,可用气管咳嗽刺激法促进排痰。当患儿开始呼气时,治疗师将拇指或示指放在其胸骨切迹上方抵住气管,动作轻柔并坚实地压向气管,刺激患儿咳嗽（图 2-58）。

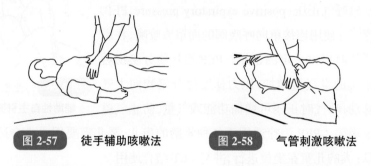

图 2-57   徒手辅助咳嗽法   图 2-58   气管刺激咳嗽法

3）器械辅助呼气:使用机械吸入 - 呼出器通过面罩或气管插管给予负压以增加咳嗽时的呼气气流。

（八）膀胱管理

恢复期及后遗症期 SCI 伴 NB 的常见干预措施有间歇性导尿、电刺激等。

1. 间歇性导尿   SCI 恢复期推荐用清洁间歇性导尿替代无菌间歇性导尿,具体内容同急性期间歇性导尿。

2. 电刺激   经皮胫神经电刺激可改善 SCI 患儿膀胱逼尿肌过度活动的症状,改善最大膀胱容量。

（九）直肠管理

SCI 后肠道神经系统通路的完整性受损,使肠蠕动功能、肛门括约肌收缩、肛门反射、直肠感觉及排便协调性等功能发生改变,神经源性肠道功能障碍（neurogenic bowel dysfunction,NBD）的发生率较高,主要症状表现为便秘和大便失禁,此外还可能发生粪便嵌塞、巨结肠、直肠脱垂、肛裂等,对患儿生活质量和个人独立性造成严重影响。

根据 SCI 的水平不同,可分为上、下运动神经源性肠道功能障碍。上运动神经源性肠道功能障碍,又称为反射性肠道功能障碍,损伤节段为第 12 胸椎及以上,排便反射弧及中枢未受损伤,患儿的排便反射存在,可通过反射自动排便,但缺乏高级中枢主动控制能力,易出现大便失禁;下运动神经源性肠道功能障碍,又称为弛缓性肠道功能障碍,损伤部位为脊髓圆锥及马尾(第 1 腰椎及以下),排便反射弧被破坏,患儿的直肠顺应性下降,排便反射消失,易发生便秘。

直肠管理的目标是通过及时有效的肠道管理,解除肠道排便障碍问题,实现定时、规律和干净地排便,降低便秘或者大便失禁的发生率,降低对药物的依赖性,让患儿具备在社会活动时间内能控制排便的"社会节制"功能。C_5 及以上完全性 SCI 患儿完全依赖他人进行直肠管理;C_{6-7} 完全性 SCI 患儿部分依赖他人进行直肠管理;C_8 及以下完全性 SCI 患儿可独立进行直肠管理[7]。目前,SCI 伴 NBD 的常见干预措施有行为干预、直肠手指刺激、经肛门灌洗、神经肌肉电刺激和饮食干预等。

1. 行为干预

(1)建立规律的排便习惯:该方法是所有肠道功能障碍干预的基础。根据患儿以前的排便习惯,养成定时排便的习惯,上运动神经源性肠道功能障碍患儿每天进行 1 次或每周至少 3 次排便,下运动神经源性肠道功能障碍患儿每天进行 1 次或多次排便[7]。在进食 30 分钟后利用胃 - 结肠反射促进排便,排便体位可选择坐位(利用坐便最佳)、侧卧位(准备盘子和尿垫)、平卧位(准备盘子和尿垫)。

(2)腹部按摩:该方法可以刺激副交感神经活动,诱发胃肠蠕动。可由患儿、患儿家属或护理人员进行按摩,在进食 1 小时后,以结肠走向为标准,沿顺时针按摩,每次按摩 15 分钟,每天 3 次,手法由轻到重,随后由重到轻。腹部按摩通过机械和神经反射方法增加胃肠蠕动并改变腹部压力,加速食物通过胃肠道,从而改善胃肠功能,降低便秘、腹胀和呕吐的发生率。

2. 直肠手指刺激　将戴手套且润滑过的手指通过肛门插入直肠3~4cm,手指轻轻打圈 20~30 秒,通过手指直接对患儿肠道进行机械性刺激,促进肠蠕动,以刺激反射性排便,帮助患儿建立良好的排便习惯;对存在排便反射的患儿,利用直肠手指刺激可促进低级排便中枢的形成、肠道平滑肌的蠕动,增加排气排便[17]。

(1)体位:此方法可以在普通的马桶或坐便器上完成,也可以在卧位下完成。

1)左侧卧:此姿势比较方便舒适。

2)坐在坐便器上(图 2-59)。

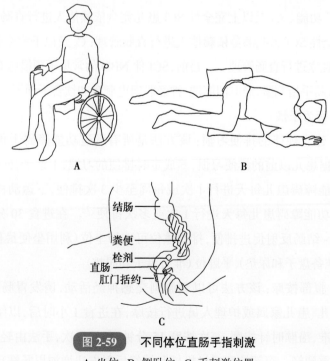

图 2-59　不同体位直肠手指刺激

A. 坐位;B. 侧卧位;C. 手刺激位置

（2）注意事项：使用足量的润滑剂，手法要轻柔；也可使用栓剂来帮助排便，损伤水平在 T_{12} 及更高位置时，塞入栓剂后肠道才能开始蠕动，栓剂要接触到直肠壁，塞入前要检查直肠内是否有粪便，如将栓剂塞入粪便，则不起作用。

3. 经肛门灌洗　经肛门灌洗是用于治疗对保守疗法和药物疗法没有反应的肠道功能障碍的干预方法，机制是通过肛门将水引入结肠和直肠，诱导结肠和直肠产生排便反射，从而帮助粪便排出[18]。使用一次性导管或注射器引入水，取出装置后，直肠和近端结肠的内容物被排空。经肛门灌洗可引起渗漏、导管排出、球囊破裂或导管插入时疼痛等并发症。但近年来，由于其较高的成功率和安全性，经肛门灌洗已成为 SCI 后 NBD 管理中的一种流行选择。

4. 神经肌肉电刺激　作为治疗 NBD 的新兴方案，可以分为骶神经刺激（sacral nerve stimulation，SNS）、骶神经前根电刺激（sacral anterior root stimulation，SARS）、生殖背神经刺激（dorsal genital nerve stimulation，DGNS）、胫后神经电刺激（posterior tibial nerve stimulation，PTNS）、膀胱内电刺激（intravesical electrical stimulation）等[19]。SARS 会刺激结肠运动，增加排便；DGNS 刺激可以减少阴部神经病变和大便失禁；SNS 在不完全性 SCI 患儿中具有积极的临床结果，刺激期间不自主排便的次数会减少；膀胱内电刺激也可达到改善排便次数的效果。临床上可将 SARS、PTNS、SNS、DGNS 及膀胱内电刺激作为 NBD 患儿保守治疗效果不佳时的替代方案，大多数研究证实了其良好的安全性、有效性和耐受性，且患儿的接受度较高。

5. 饮食干预　饮食管理是 SCI 伴 NBD 患儿肠道管理计划中的重要部分，应鼓励 SCI 患儿进食水果、蔬菜、谷物、低脂乳制品、禽类、鱼、豆制品、非热带植物油和坚果，同时限制甜食、含糖的饮料和红肉。由于 SCI 患儿的静息代谢率降低，全身宏观与微量营养素发生改变，故对于 SCI 患儿应根据营养素含量来制订属于个人的膳食指南。

（陈　镇　韩梦宇　吴　忧　常军超）

第三节　作业治疗

一、手功能训练

手是日常工作、生活所必需的部分,我们吃饭、穿衣、如厕甚至交流都离不开它,四肢瘫患儿手功能下降要比截瘫患儿下肢不能步行带来的负面影响更为严重,所以对不同脊髓损伤平面和程度的患儿进行有针对性的手功能训练,以提高各项功能性活动能力是至关重要的。

(一) C₄ 及以上平面完全性 SCI

C$_4$ 及以上平面完全性 SCI 的患儿没有任何上肢功能的保留,所以此平面损伤的患儿训练的主要方向是预防关节的挛缩,完全性 SCI 瘫痪患儿手部常见的挛缩姿势为掌指关节过伸和指间关节屈曲(图 2-60)。治疗师应对患儿的关节进行被动活动和牵伸以达到预防挛缩的作用,另外还可以佩戴矫形器进行预防,要使可能会挛缩的关节固定于相反的姿势,同时也要进行一定强度的被动活动和牵伸。

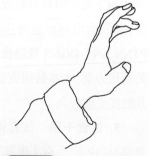

图 2-60　完全性 SCI 瘫痪患儿手部常见的挛缩姿势

1. 肩关节、肘关节、腕关节、手部各关节的被动训练方法见本章第二节一、(二): 关节被动活动训练。

2. 抗挛缩矫形器(图 2-61)　由于患儿上肢基本无主动活动能力,故以被动活动,维持关节活动度,矫正或预防关节挛缩为主,手法宜轻柔。

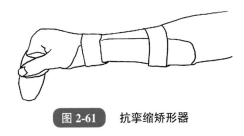

图 2-61 抗挛缩矫形器

(二) C_5 平面完全性 SCI

C_5 平面完全性 SCI 的患儿影响最大的部位在手腕,手部肌肉的全部瘫痪导致患儿不能完成抓握动作,此外肩关节周围部分肌群肌力有明显的下降,伴有肱三头肌无力,对上肢的各项功能影响很大。此平面损伤的患儿肱二头肌肌力有所降低,但基本保留了各项功能,患儿可以通过代偿动作来完成一些活动,例如借助肱二头肌的力量用单手手掌水平向上托起较小的物品等。由于 C_5 平面完全性 SCI 的患儿手功能较差,可以让其佩戴矫形器或者辅助器械帮助患儿活动。

1. 肩关节和肘关节周围肌群的肌力训练 具体训练方法见本章第二节内肌力训练相关内容。

2. 上肢辅助器具的适配

(1) 手腕部支持辅具(图 2-62)

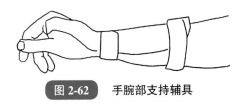

图 2-62 手腕部支持辅具

(2) 握笔辅具(图 2-63)

(3) 手部握套固定餐具、打字棒等(图 2-64)

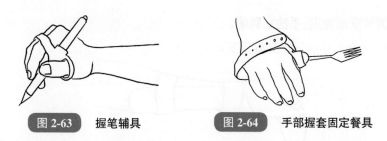

图 2-63　握笔辅具　　　　图 2-64　手部握套固定餐具

（三）C$_6$ 和 C$_7$ 平面完全性 SCI

C$_6$ 和 C$_7$ 平面完全性 SCI 的患儿主要是拇指屈伸肌和其他四指各肌肉的瘫痪。此平面较 C$_5$ 平面 SCI 患儿的肩部力量保留更好,腕背伸的肌力较好,所以该平面损伤的患儿可以通过腕背伸动作引起的腱固定抓握来完成一些手部活动(腱固定抓握是此平面损伤患儿最常用的抓握方式),另外 C$_7$ 平面损伤患儿的肱三头肌、腕屈肌、手指伸肌肌力部分保留,对腱固定抓握有促进作用。腱固定抓握是先屈曲手腕形成垂腕伸指的动作,然后主动伸腕进行手指屈曲运动,进而实现粗大的抓握动作和部分手功能,例如通过腱固定抓握水杯等物品,也可以使用矫形器和辅助器具来更好地完成手部活动。

1. 利用腱固定抓握物品（图 2-65）

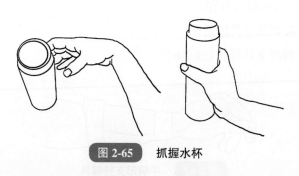

图 2-65　抓握水杯

2. 利用腱固定抓握进行拇示指的侧捏或指尖捏动作　C$_6$ 和 C$_7$ 平面损伤患儿的桡侧腕伸肌肌力较好,可以做拇示指的侧捏或指尖捏动作,此过程拇指不要过分屈曲,可以用胶布将拇指伸直固定(图 2-66)。

3. 使用矫形器提高腱固定抓握能力(图 2-67)

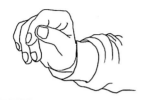 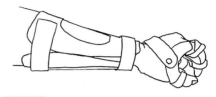

| 图 2-66 | 配合拇指的侧捏动作 | 图 2-67 | 提高腱固定抓握能力的矫形器 |

(四) C_8 平面完全性 SCI

C_8 平面完全性 SCI 患儿主要损伤的是手内肌的功能。影响五指的屈伸以及拇指的内收外展,但上臂和前臂的功能保留较好,所以此平面患儿可以通过训练指屈肌、内收和外展肌力来提高手部功能,同时也可以预防关节的挛缩。

1. "拉钩"训练　治疗师与患儿面对面坐,与患儿"拉钩",双方往相反方向用力,每个手指轮流做(图 2-68)。

2. 力性抓握训练　给患儿一个可单手握住的弹力球,嘱患儿进行以下步骤:用力握—放松—用力握—放松,重复该步骤 10~20 次(图 2-69)。

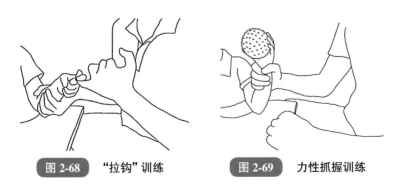

| 图 2-68 | "拉钩"训练 | 图 2-69 | 力性抓握训练 |

3. 握插木棒训练　给患儿大小合适的木棒,患儿握住木棒插入木

板中(图 2-70)。

治疗过程要遵循循序渐进的原则,训练技能从简单到复杂,可将训练项目分解成若干个简单动作,逐个完成后再整合训练。

二、日常生活能力训练

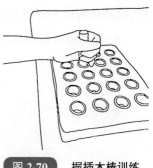

图 2-70 握插木棒训练

SCI 患儿的总体康复治疗目标是最大可能地提高其生活质量,也就是提高他们参与日常生活的能力,使有运动功能障碍的患儿重新获得生活自理的能力,这是从获得简单的生活技能开始的。

由于 C_4 及以上平面完全性 SCI 患儿无上肢功能保留,因此患儿主要目标是预防关节挛缩,而 C_5 平面完全性 SCI 患儿肱二头肌保留了良好的神经支配,可抵抗肢体重力和一般阻力,部分患儿可完成手触碰面部的动作,因此可进行部分日常生活能力的训练。本节主要介绍 C_5 及以下平面完全性 SCI 患儿进食、饮水、盥洗、穿脱衣物、如厕的训练。

(一) 进食训练(视频 2-4)

视频 2-4
C_5 平面以下完全性 SCI 患儿的进食、饮水训练

训练时,需根据患儿的不同情况,选择合适的训练体位。首先要让患儿坐稳,头、肩、手臂略向前倾,根据患儿的个体情况和进食环境,选择合适的进食体位。很多 SCI 患儿借助生活辅助器具可实现部分生活自理,如使用 C 形助握套固定餐具进食(图 2-64),也可选用较大较深或带吸盘、防滑垫的碗或盘子,或将碗、盘固定在桌子上(图 2-71)。治疗师坐于患儿身旁,将勺子放入患儿手中,等其握紧勺子后,控制其手腕将食物送入口中,然后逐渐减少对其的帮助。治疗师可将进食动作分成几个小动作,逐个进行训练,等患儿熟练掌握每个小动作后,再将它们连在

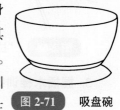

图 2-71 吸盘碗

一起训练。

(二) 饮水训练

用杯子饮水与进食一样,是一项涉及全身性的活动。从普通的杯子中饮水时,需将双上肢上举(SCI 患儿主动活动最大的影响因素是腕部、手部肌肉的完全瘫痪,无法完成抓握动作,因此,在训练饮水时,患儿只能借助代偿性动作完成少量的功能性活动),可借助肩关节的内旋,用双手夹持或捧起水杯(图 2-72),再借助肱二头肌的力量完成饮水,部分患儿屈伸手指的肌肉瘫痪无力,但腕伸肌肌力良好,患儿可先屈手腕使手指伸直张开,利用上肢、肩、肘关节的动作调整手的位置,使手指环绕物品,手腕背伸使手指屈曲握住物品(图 2-65),或提供辅助器具补偿功能的不足,如采用带缺口的杯子、双柄杯子(图 2-73)或使用固定吸管来完成饮水动作。

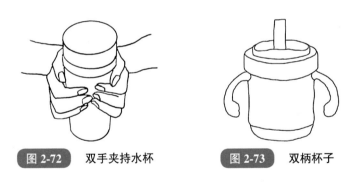

图 2-72 双手夹持水杯   图 2-73 双柄杯子

(三) 盥洗训练

SCI 患儿的年龄不同,功能障碍的情况亦不相同。盥洗时应选择一个舒适、安全的体位,盥洗前,患儿要具备一定的上肢功能,患儿的肩关节要保持较好的力量,手可以触碰到嘴部。部分患儿拇指屈伸肌和其余四指肌肉瘫痪,部分患儿腕屈肌、拇指伸肌和其余四指伸肌肌力部分保留,但都有较好的背伸肌力保留,可利用腕背伸引起的腱固定抓握完成手的粗大功能活动,如抓握用毛巾包裹的牙刷或粗柄牙刷(图 2-74)。洗脸训练时,双手手掌向上水平托起毛巾,低头擦洗(图 2-75)。训练时,不要学习过于复杂的内容,患儿应把注意力集中到特定动作上。

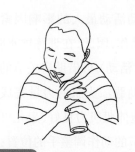

图 2-74 粗柄牙刷刷牙训练

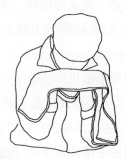

图 2-75 双手托毛巾低头擦洗训练

(四)穿脱衣训练

1. 下颈段(C$_5$~C$_8$)SCI 在损伤平面以下出现肢体瘫痪,上肢呈阶段性感觉和运动障碍,双上肢部分关键肌肌力减退,导致日常生活大部分依赖。

(1)注意事项

1)患儿坐在靠背椅或轮椅上,平衡能力较好的患儿可坐床边,家长须在旁监护或协助。

2)衣服的选择要柔软舒适、宽松的开衫或套头衫。

3)用穿衣钩或系扣钩帮助穿衣和系纽扣。

4)患儿坐位时和背椅之间留一定空隙。

5)穿脱时上肢尽量靠近身体帮助维持坐位平衡。

(2)穿衣服:患儿尽量坐稳,根据图 2-76 进行训练。

(3)穿开衫:患儿身体稍前倾,根据图 2-77 进行训练。

(4)脱衣服:患儿头部前屈,根据图 2-78 进行训练。

(5)系纽扣:患儿尽量坐稳,根据图 2-79 进行训练。

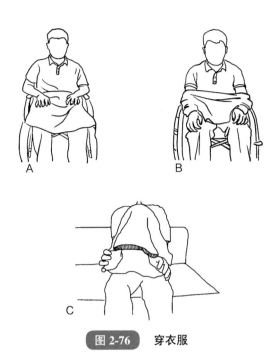

图 2-76 穿衣服

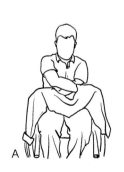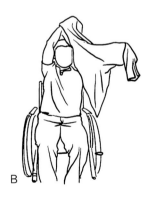

图 2-77 穿开衫

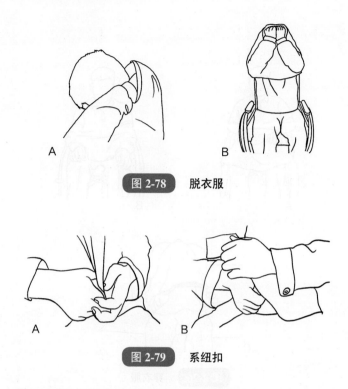

图 2-78　脱衣服

图 2-79　系纽扣

能较好地控制手臂侧方移动,但双手功能较差的患儿,尽可能选择带魔术贴的衣物,系纽扣时可利用系扣钩(图 2-80)。

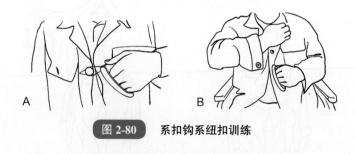

图 2-80　系扣钩系纽扣训练

2. 低位 SCI 的患儿(可在轮椅上穿脱裤子)(视频 2-5)

(1)穿裤子训练:

1)患儿坐位,将裤子放于腿上,身体前倾,右手套入裤管内。

2)将裤子套在左腿上,上拉至膝盖上,将左腿放在踏板上。

3)用同样的方法穿上右腿。

4)身体向右侧倾斜,将裤子拉至臀下,抬高臀部,上拉裤子至腰部。(图 2-81)。

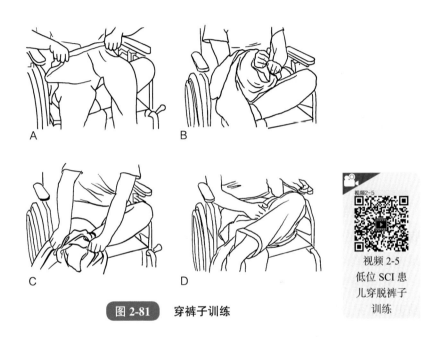

图 2-81　穿裤子训练

视频2-5

视频 2-5
低位 SCI 患儿穿脱裤子训练

(2)脱裤子训练:

1)患儿坐位,身体向右侧倾斜,左手将裤子推至臀部以下,右侧重复。

2)将裤子脱至双膝下,抬起左腿将裤子脱下。

3)同样的方法脱下右腿(图 2-82)。

(五) 如厕训练

SCI 患儿控制排尿功能的中枢神经和周围神经受到损害,会引起膀胱和尿道的储尿、排尿的功能障碍,形成神经源性膀胱,造成患儿长期尿失禁、尿潴留、尿路结石、肾积水、反复泌尿系统感染,最终导致肾衰竭。因此,如厕训练尤为重要。

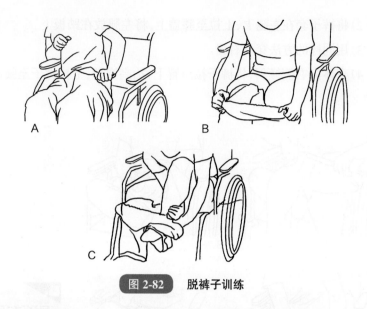

图 2-82　脱裤子训练

1. 盆底肌肉训练　在不收缩下肢、腹部、臀部肌肉的情况下，自主收缩耻骨、尾骨周围的肌肉，每次收缩维持 10 秒，重复 10 次为 1 组，3 组 /d，此训练可减少漏尿的发生，适用于压力性尿失禁的患者。

2. 尿意习惯训练　训练特定时间，如餐前 30 分钟、晨起或睡前鼓励患儿排尿，也可结合患儿具体情况调整。此训练可帮助患儿建立良好的排尿习惯，减少尿失禁的发生，适用于急迫性尿失禁的患者。

3. 瓦尔萨尔瓦（Valsalva）动作　患儿坐位，身体前倾腹部放松，训练收缩腹肌，从而增加膀胱和骨盆底部的压力，促进排尿。此训练适用于尿潴留导致的充盈性尿失禁。

SCI 患儿也会出现排便感觉异常，可能无法启动排便，可用肛门手指刺激来进行排便训练（具体见本章第二节内直肠管理相关内容）。

日常生活活动训练的目的是通过学习生活的技巧，使患儿达到最大的独立性，训练时要根据患儿的年龄、体质、功能以及运动恢复情况，选择合适的个体化训练方式，必要时配合各种辅具并鼓励患儿，使患儿最大限度地发挥潜能，达到基本的生活自理，或尽可能少地依赖他人,日常生活活动训练绝不是可有可无的生活琐事,务必给予足够的重视。

(席 靖 吴 忧 张广宇 史 磊)

第四节 中 医 康 复

脊髓损伤在中医理论中属于"体堕""痿病"范畴,其病位于脊髓、督脉,其病因为外、内两因:外因指高处坠落或外力撞击等,伤及督脉,可致血脉受损,气血外溢,血不归经而形成瘀血;内因多为湿热毒邪侵袭,津液亏损,瘀血阻滞,经络不通,筋脉失于濡养所致。若累及足太阳膀胱经和手阳明大肠经,则会出现二便障碍等症状。其证型分为:瘀血阻滞,经络不通型;督伤络阻,脾肾阳虚型;督伤络阻,肝肾阴虚型。中医治疗多以针灸和推拿为主。

一、针灸治疗

针灸可选主穴:选取病损平面以下相应神经节段的华佗夹脊穴、督脉经穴位如腰阳关穴、命门穴、灵台穴、大椎穴,以及足太阳经的背腧穴,同时根据"治痿独取阳明"的治疗原则,根据损伤部位取手足阳明经穴,如肩髃、曲池、合谷、阳溪、髀关、梁丘、足三里、解溪。头针可选择:顶颞前斜线,顶旁1线,顶旁2线。如合并大小便障碍可选取八髎、会阳、中极、肾俞、膀胱俞、气海、关元、三阴交等。

根据患儿体质和病情,辨证配穴。针刺方式可选择针刺不留针、留针、针法加灸法、电针或者穴位注射。针刺可根据辨证选取8~10穴位,每天1次,10~15次为一疗程,间隔休息5~7天。穴位注射疗法是将药物注入穴位的一种治疗方法,它可将针刺刺激和药物的性能及对穴位的渗透作用相结合,发挥其综合效应,穴位注射每次选取以上穴位中 2~3 个,药物可选用西药注射剂或中成药注射剂,每天或隔天 1 次,10 次为 1 疗程,疗程间隔 5~10 天。

二、推拿治疗

推拿疗法将机械力的刺激作用转换成不同的能量和生物电信息,使机体通过反馈与负反馈作用产生各种生物学效应,进而调节机体的生理、生化、病理状况,起到缓解关节挛缩,促进血液循环,保持肌肉弹性的作用。推拿部位以背部四肢为主,采取俯卧位或坐位,手法以推、按、揉、滚为主,辅以手指点穴,点穴选取穴位可辨证取穴,同针刺穴位。

(一) 常用穴位定位[20]

1. 头针

(1) 顶颞前斜线:在头顶部、头侧部,从头部经外奇穴前神聪穴至颞部胆经悬厘穴引一斜线(图 2-83)。

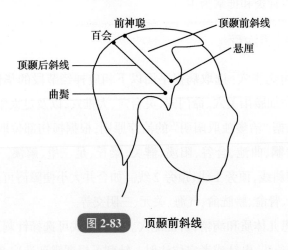

图 2-83　顶颞前斜线

(2) 顶旁 1 线:位于头顶部,顶中线(百会穴向前至前顶穴)旁 1.5 寸(1 寸≈3.33cm),膀胱经通天穴向后 1.5 寸。

(3)顶旁 2 线:位于顶旁 1 线的外侧,顶中线(百会穴向前至前顶穴)旁开 2.25 寸,胆经正营穴向后 1.5 寸(图 2-84)。

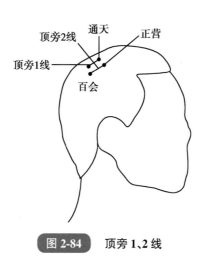

图 2-84 顶旁 1、2 线

2. 背部腧穴

(1)华佗夹脊穴:有 34 个穴位,从第 1 胸椎至第 5 腰椎,各椎棘突下旁开 0.5 寸(图 2-85)。

(2)大椎:后正中线上,第 7 颈椎棘突下凹陷中。

(3)灵台:后正中线上,于第 6 胸椎棘突下凹陷中。

(4)命门:后正中线上,第 2 腰椎棘突下凹陷中。

(5)腰阳关:后正中线上,第 4 腰椎棘突下凹陷中。

(6)八髎:又称上髎、次髎、中髎和下髎,左右共八个穴位,分别在第 1、2、3、4 骶后孔中。

(7)会阳:在骶部,尾骨端旁开 0.5 寸。

(8)肾俞:在第 2 腰椎棘突旁开 1.5 寸处。

(9)膀胱俞:位于骶正中嵴(第 2 骶椎棘突下)旁开 1.5 寸。

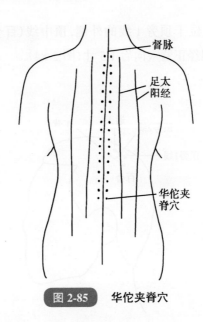

图 2-85 华佗夹脊穴

以上背部穴位见图 2-86 所示。

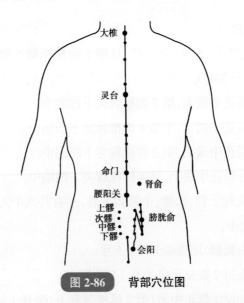

图 2-86 背部穴位图

3. 腹部穴

(1)气海：在下腹部,前正中线上,脐下 1.5 寸。

(2)关元：在下腹部,前正中线上,脐下 3 寸。

(3)中极：在下腹部,前正中线上,脐下 4 寸。

以上腹部穴位见图 2-87 所示。

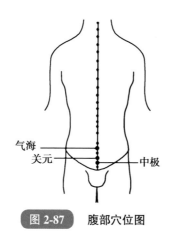

图 2-87　腹部穴位图

4. 上下肢腧穴

(1)肩髃：在肩峰前下方,肩峰与肱骨大结节之间凹陷处。

(2)曲池：屈肘成直角,肘弯横纹尽头处。

(3)合谷：在第 1、2 掌骨之间,第 1 掌骨中点背侧肌中。

(4)阳溪：腕背横纹桡侧,手拇指向上翘时,拇短伸肌腱与拇长伸肌腱之间的凹陷中。

以上上肢穴位见图 2-88 所示。

(5)髀关：在股前区,髂前上棘与髌底外侧端的连线上,屈股时,平会阴,缝匠肌外侧凹陷处。

(6)梁丘：在股前区,髌底上 2 寸,髂前上棘与髌底外侧端的连线上。

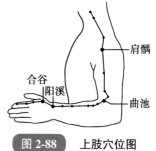

图 2-88　上肢穴位图

(7) 足三里：在小腿前外侧，犊鼻下 3 寸，距胫骨前缘一横指。

(8) 解溪：在足背与小腿交界处的横纹中央凹陷中，𧿹长伸肌腱与趾长伸肌腱之间。

(9) 三阴交：位于小腿三阴交内侧，踝关节上 3 寸。

下肢足阳明及三阴穴位见图 2-89 所示。

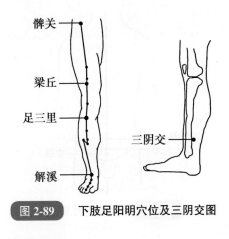

髀关

梁丘

足三里

解溪

三阴交

图 2-89 下肢足阳明穴位及三阴交图

(二) 常用小儿推拿手法[21]

1. 推法 操作者以指、掌、拳、肘等部位着力于患者体表一定部位或经络上，做前后、上下、左右直线或旋转推动。小儿常用拇指平推法，具体分为直推法、分推法和旋推法。

(1) 直推法：操作者以拇指端外侧缘或螺纹面，或以示、中二指指腹，或以掌根在穴位上向前或向外直线推动，动作要轻快连续，必须沿直线推动 (图 2-90)。

(2) 分推法：操作者用双手拇指螺纹面，自穴中央向两旁推为分推。运用本法时，两手用力要均匀、柔和、协调 (图 2-91)。

(3) 旋推法：操作者用拇指螺纹面轻附于一定的部位或穴位上做旋转推动。旋推法仅以拇指在皮肤面做旋转推动，一般不带动皮下组织 (图 2-92)。

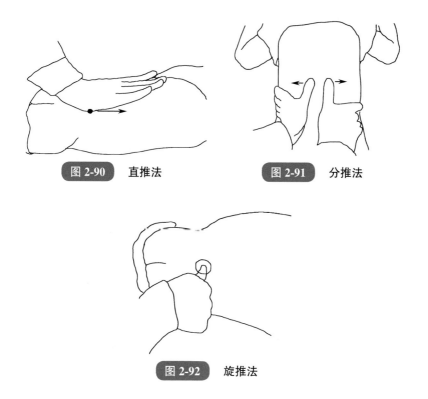

图 2-90　直推法　　　　图 2-91　分推法

图 2-92　旋推法

2. 按法　用拇指指腹或掌根在一定部位或穴位上逐渐用力向下按压,称按法。施术时要垂直用力,先用缓力按之,渐由轻而重,不离其位。多与揉法配合使用,组成"按揉"复合手法。本法的刺激性比较强,包括拇指按法、掌根按法 2 种。

(1)拇指按法:手握空拳,伸直拇指,用拇指端在一定的部位或穴位上逐渐用力向下按压片刻(图 2-93)。

(2)掌根按法:五指张开,腕关节背屈,用掌根在一定的部位或穴位上逐渐用力向下深压,按而留之(图 2-94)。

3. 揉法　操作时手腕放松,手不要离开接触的皮肤,使该处的皮下组织随手的揉动而滑动,不宜在皮肤上摩擦,压力要均匀,动作宜轻柔缓和,包括指揉法、掌揉法、鱼际揉法,指揉法适用于全身各部位,掌揉法多用于胸腹腰背部,鱼际揉多用于四肢手足。本法轻柔缓和,刺激小。

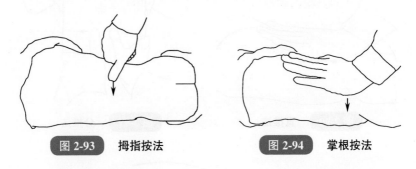

图 2-93 拇指按法   图 2-94 掌根按法

(1)指揉法:用拇指或示指端,或用示、中、无名指端着力,紧贴在一定的部位或穴位上,做旋转揉动(图 2-95)。

(2)掌揉法:用掌根鱼际、小鱼际部紧贴在一定的部位或穴位上,做旋转揉动(图 2-96)。

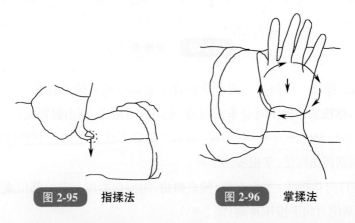

图 2-95 指揉法   图 2-96 掌揉法

4. 滚法 以手掌背部近小指侧附着于施术部位,掌指关节略屈曲,通过腕关节的主动屈伸,带动前臂外旋和内旋,使手背小指侧在施术部位连续不断地来回滚动,反复操作,适用于肌肉丰厚处。操作时小鱼际及掌背小指侧要吸附于皮肤上着力,不可跳跃或摩擦,手的着力点在背部尺侧到中指线处,压力要均匀,动作要协调有节律性,不可时快时慢,时轻时重(图 2-97)。

对于 SCI 急性期康复,应综合运用各种方法促进神经功能恢复。恢复期和后遗症期康复是在巩固和加强急性期康复训练效果的基础上,对有可能恢复步行的患儿,进行站立和步行训练,对不能恢复步行的患儿,加强残存肌力、全身耐力及轮椅生活技巧的训练。

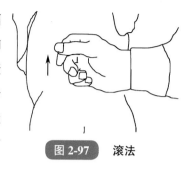

图 2-97　滚法

（苏春娅　吴 忧　高 博）

参考文献

［1］ 杨云, 许光旭. 脊髓损伤的临床康复进展 [J]. 华西医学, 2018, 33 (10): 1303-1310.

［2］ 崔尧, 张春佳, 胥鑫. 脊髓损伤康复治疗临床实践指南 [J]. 中国老年保健医学, 2022, 20 (5): 8-15.

［3］ 方露, 谢财忠, 王红星, 等. 脊髓损伤后痉挛的机制及其治疗研究进展 [J]. 中国康复医学杂志, 2020, 35 (1): 112-118.

［4］ SPIEGL UJ, MAIER D, GONSCHOREK O, et al. Antispastic therapy with botulinum toxin type a in patients with traumatic spinal cord lesion [J]. GMS interdiscip plast reconstr surg DGPW, 2014, 3: c14.

［5］ WOOLF SM, BAUM CR. Baclofen Pumps: Uses and complications [J]. Pediatr emerg care, 2017, 33 (4): 271-275.

［6］ KORZHOVA J, SINITSYN D, CHERVYAKOV A, et al. Transcranial and spinal cord magnetic stimulation in treatment of spasticity: a literature review and meta-analysis [J]. Eur J phys rehabil Med, 2018, 54 (1): 75-84.

［7］ 刘宏炜. 创伤性脊柱脊髓损伤的系统管理及常见并发症处理专家共识(2022 版)[J]. 中国老年保健医学, 2022, 20 (4): 10-15.

［8］ HUANG L, ZHANG Q, FU C, et al. Effects of hyperbaric oxygen therapy on patients with spinal cord injury: a systematic review and meta-analysis of randomized controlled trials [J]. J back musculoskelet rehabil, 2021, 34 (6): 905-913.

［9］ 许光旭. 脊髓损伤物理治疗学 [M]. 北京: 电子工业出版社, 2019.

［10］ BEHBOODI A, LEE W A, HINCHBERGER VS, et al. Determining optimal mobile neurofeedback methods for motor neurorehabilitation in children and adults with non-progressive neurological disorders: a scoping review [J]. J neuroeng rehabil, 2022, 19 (1): 104.

[11] YANG FA, CHEN SC, CHIU JF, et al. Body weight-supported gait training for patients with spinal cord injury: a network meta-analysis of randomised controlled trials [J]. Sci rep, 2022, 12 (1): 19262.

[12] VOLSKO TA. Airway clearance therapy: finding the evidence [J]. Respir care, 2013, 58 (10): 1669-1678.

[13] 柯键, 刘于, 乐霄. 气道廓清技术在清理呼吸道无效患儿中的应用进展 [J]. 中华急危重症护理杂志, 2020, 1 (01): 86-90.

[14] FINK J B. Forced expiratory technique, directed cough, and autogenic drainage [J]. respir care, 2007, 52 (9): 1210-1221; 2007, 52 (9): 1221-1223.

[15] FAGEVIK OM, LANNEFORS L, WESTERDAHL E. Positive expiratory pressure-common clinical applications and physiological effects [J]. Respir med, 2015, 109 (3): 297-307.

[16] 姜源, 王颖硕, 唐兰芳, 等. 儿童气道廓清技术的应用 [J]. 中华儿科杂志, 2020, 58 (8): 690-693.

[17] JOHNS J, KROGH K, RODRIGUEZ G M, et al. Management of neurogenic bowel dysfunction in adults after spinal cord injury: clinical practice guideline for health care providers [J]. Top spinal cord inj rehabil, 2021, 27 (2): 75-151.

[18] MOSIELLO G, MARSHALL D, ROLLE U, et al. Consensus review of best practice of transanal irrigation in children [J]. J pediatr gastroenterol nutr, 2017, 64 (3): 343-352.

[19] 樊晓晨, 朱昭锦, 韩吉龙, 等. 电刺激治疗脊髓损伤后神经源性肠道功能障碍的研究进展 [J]. 现代中西医结合杂志, 2018, 27 (13): 1469-1473.

[20] 赵吉平. 针灸学 [M]. 3 版. 北京: 人民卫生出版社, 2016.

[21] 廖品东. 小儿推拿学 [M]. 北京: 人民卫生出版社, 2012.

第三章

骨关节疾病的康复治疗

第一节　骨关节术后的康复治疗

一、儿童骨关节疾病概述

儿童骨关节常见疾病包括创伤性骨折、小儿骨畸形、发育性髋关节发育不良、脊柱侧弯等，其中以创伤性骨折最为常见[1]。儿童处于生长发育的活跃阶段，他们的骨骼系统、骨折损伤和愈合的特点都与成人有不同之处，儿童骨折有其独有的特征，因此儿童骨折康复治疗的原则和方式也与成人不同[2]。

（一）儿童骨折的特点

1. 长骨骨折特点　儿童的骨干有充足的血液供应，因此长骨骨折后恢复的速度比成年人快，并且儿童骨干的塑形能力也比成年人强，因此某些骨折引起的骨骼畸形可以自行矫正，特别是股骨干和肱骨干骨折[3]。成角畸形与关节的位置越接近，角度越小，矫正的速度就越快，如果关节与成角畸形的活动方向一致，更容易矫正；但如果两者呈垂直位置，则更难矫正。

2. 骨骺损伤特点　儿童骨折可引起骨骺损伤。儿童的骨骺大部分是软骨，没有骨外膜，血液供应差，如果对接不紧，则容易影响骨骼的生长发育，造成后期畸形。骨骺畸形是骨骺由于损伤而停止生长，即使在成年前做截骨矫形，仍有可能复发[4]，因此在儿童骨折后，需要对骨骺损伤的儿童进行跟踪随访。

3. 青枝型骨折多发　儿童的骨骼中含有较多的有机物,外面包裹的骨外膜很厚,因此在力学上具有很好的弹性和韧性,不容易折断,发生骨折时会出现与植物青枝一样折而不断的情况[5]。

(二) 儿童骨折愈合过程分期及康复治疗原则

儿童骨折的愈合过程分期和成人一致,需要经历血肿机化期,原始骨痂形成期,骨痂成熟塑形期三个阶段[6,7]。儿童骨折后的康复治疗主要采取物理因子治疗、手法治疗、功能锻炼三大手段。

1. 血肿机化期　此阶段主要在儿童骨折后的第1~2周,骨折局部出现创伤性反应,形成血肿,来自骨外膜、髓腔和周围软组织的新生血管伸入血肿,大量间质细胞增生分化,血肿被吸收,机化而衍变成为肉芽组织,此阶段患肢局部肿胀、疼痛且容易再发生移位[7]。根据加速康复外科(enhance recovery after surgery,ERAS)理念,为了更好地促进儿童功能的恢复,康复治疗应在此阶段尽早介入[8]。该时期的康复治疗目标为消除肿胀,缓解疼痛,预防并发症,促进骨折愈合。

2. 原始骨痂形成期　此阶段主要在儿童骨折后的第2~8周,骨内、外膜增生,新生血管长入,成骨细胞大量增生,合成并分泌骨基质,使骨折端附近内、外形成的骨样组织逐渐骨化,形成新骨[7]。此阶段疼痛和肿胀多已缓解,但易发生肌肉萎缩,组织粘连及关节僵硬,因此该时期的康复治疗目标为促进骨痂形成,恢复关节活动范围,提高肌肉力量。

3. 骨痂成熟塑形期　此阶段主要在儿童骨折后的第8周以后,原始骨痂中新生骨小梁逐渐增粗,排列逐渐规则和致密。骨折端的坏死骨经破骨和成骨细胞的侵入,完成死骨清除和新骨形成的爬行替代过程。原始骨痂被板层骨所替代,使骨折部位形成坚强的骨性连接,随着肢体活动和负重,骨折处会逐渐恢复正常骨结构[7]。该时期的康复治疗目标为提高关节活动范围,增强肌肉力量,尽量恢复到骨折前的功能状态。

二、儿童骨关节术后的物理因子治疗

物理因子治疗主要作用为改善血液循环,促进渗液吸收,减少粘连,还可促进骨折愈合[9]。儿童可选用的物理因子治疗种类和成人大致相同,但治疗强度比成人低,治疗参数应根据儿童的耐受情况进行个体化设置,以不引起儿童疼痛为宜,以下是常见的骨关节术后可选用的物理因子治疗方法。

(一) 高频电疗

骨折早期可用微热量高频电疗,可促进肿胀消退,缓解疼痛,并可防止感染,但有金属内固定者应使用脉冲型的短波或微波治疗。

(二) 超声波疗法

小剂量有助于骨痂愈合,还可缓解关节粘连和挛缩。

(三) 光疗法

促进局部血液循环、组织再生、骨痂形成,常用红外线、紫外线、激光等。

(四) 蜡疗

可促进血液循环,缓解痉挛和疼痛,有助于进行手法治疗和功能训练。

(五) 直流电离子导入

促进骨折愈合。

(六) 音频及超声波电疗

松解粘连,软化瘢痕和局部软组织僵硬。

三、肘关节及前臂术后的康复治疗

儿童肱骨髁上骨折约占肘部骨折的 75%,多发于 5~8 岁儿童,如果诊疗不当,容易导致神经血管损伤、前臂骨筋膜室综合征以及肘内翻畸形等并发症,造成严重后果[10]。

（一）软组织挛缩导致的关节活动受限

1. 肘关节屈曲受限（视频 3-1）

视频 3-1
肘关节屈曲
受限的手法
治疗

（1）松解肘关节屈曲受限主要挛缩肌肉：

患儿体位：仰卧位。

治疗师体位：站或坐于患侧。

手法：治疗师先用示指指腹由深到浅，触诊伸肘肌群，感受有无挛缩和触发疼痛点，再用掌根或手肘用力按压肌肉最紧张处，在中浅层顺着肌肉走向不断梳理，直到肌肉放松，可借助筋膜枪、泡沫轴等帮助患儿放松肌肉[11]。

（2）牵伸肘关节屈曲受限主要挛缩肌肉（图 3-1）：

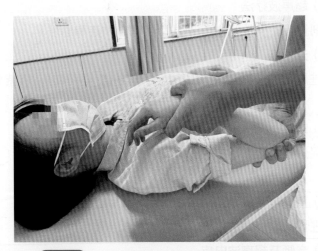

图 3-1　牵伸肘关节屈曲受限主要挛缩肌肉

患儿体位：仰卧位，上肢稍外展。

治疗师体位：站于患儿牵伸侧，上方手握住前臂远端掌侧，下方手托住肘部固定。

手法：上方手被动屈曲肘关节至最大范围，以此牵拉伸肘肌群。

2. 肘关节伸直受限（视频 3-2）

（1）松解肘关节伸直受限主要挛缩肌肉：

患儿体位：仰卧位，上肢稍外展。

治疗师体位：站或坐于患侧。

手法：治疗师先用示指指腹由深到浅，触诊屈肘肌群，感受有无挛缩和触发疼痛点，再用掌根或手肘用力按压肌肉最紧张处，在中浅层顺着肌肉走向不断梳理，直到肌肉放松，可借助筋膜枪、泡沫轴等帮助患儿放松肌肉。

视频 3-2
肘关节伸直
受限的手法
治疗

（2）牵伸肘关节伸直受限主要挛缩肌肉（图 3-2）：

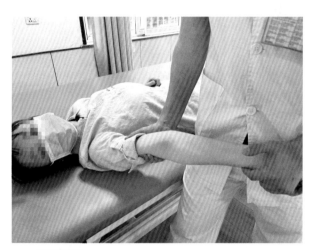

图 3-2 牵伸肘关节伸直受限主要挛缩肌肉

患儿体位：仰卧位，上肢稍外展。

治疗师体位：站于患儿牵伸侧，内侧手放在肱骨近端，外侧手握住前臂远端掌侧。

牵伸手法：外侧手被动牵伸肘关节伸展至最大范围，以牵拉屈肘肌群。

3. 前臂旋转受限

(1)松解前臂旋转受限主要挛缩肌肉:

患儿体位:仰卧位,上肢稍外展,前臂处于休息位。

治疗师体位:站或坐于患侧。

手法:治疗师先用示指指腹由深到浅,触诊前臂旋前和旋后肌群(旋前主要为旋前圆肌,旋后主要为旋后肌),感受有无挛缩和触发疼痛点,再用掌根或手肘用力按压肌肉最紧张处,在中浅层顺着肌肉走向不断梳理,直到肌肉放松,可借助筋膜枪、泡沫轴等帮助患儿放松肌肉。

(2)牵伸前臂旋转受限主要挛缩肌肉(图 3-3):

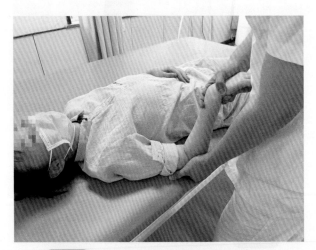

图 3-3　牵伸前臂旋转受限主要挛缩肌肉

患者体位:仰卧位或坐位,屈肘 90°。

治疗师体位:站于患儿牵伸侧,上方手握住前臂远端掌侧,下方手握住肘关节固定肱骨。

牵伸手法:上方手做旋前或旋后动作至最大活动范围(固定肱骨避免其围绕尺骨转动,防止肩关节内外旋代偿)。

(二) 骨关节粘连导致的关节活动受限

因儿童生长发育特性,儿童骨科康复相关研究中介入关节松动术的文献较少,故适用于儿童的关节松动术的操作强度和剂量尚未明确报道。根据作者开展的大量儿童骨科康复经验总结,导致儿童骨折后继发活动受限的原因包括疼痛、关节粘连、心理等因素,临床观察发现大部分骨折儿童活动受限的原因为粘连合并心理因素,只有较少儿童是因为疼痛所导致的活动受限,因此建议治疗师在实施静态关节松动术时以 Maitland 关节松动术Ⅲ~Ⅳ级手法为宜,实施动态关节松动术时以操作关节的邻近关节不产生代偿动作的强度为宜[12]。建议先采取静态关节松动术进行治疗,以降低儿童对该治疗的抵触心理,若儿童可以主动配合,再施以动态关节松动术进行系统干预。每次操作时长根据儿童耐受情况适时调整,推荐时长为每关节 10~15 分钟,每天进行1~2 次。

1. 肘关节关节间隙狭窄——分离运动

(1)肱尺关节分离牵引(图 3-4):

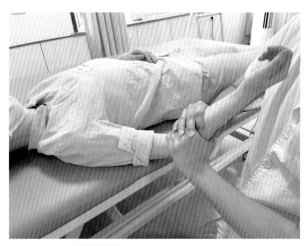

图 3-4　肱尺关节分离牵引

患儿体位：仰卧位，肩稍外展，肘关节屈曲 70° 并旋后 10°。

治疗师体位：双手交叉环抱尺骨近端掌面。

手法：与尺骨成 45° 的力量对尺骨近端施力。

（2）肱尺关节长轴牵引：

患儿体位：仰卧位，肩稍外展，肘关节伸展至最大范围，前臂旋前。

治疗师体位：站于患侧，一手握住肱骨远端内侧，另一手握住前臂远端尺侧。

手法：一手固定肱骨，另一手沿长轴牵引尺骨。

（3）肱桡关节分离牵引：

患儿体位：仰卧位，肩稍外展，肘关节屈曲 90°，前臂中立位。

治疗师体位：站于患侧，一手固定肱骨远端，另一手握住前臂近端桡侧。

手法：一手固定肱骨，另一手向外下方推动桡骨，分离肱桡关节。

（4）肱桡关节长轴牵引（图 3-5）：

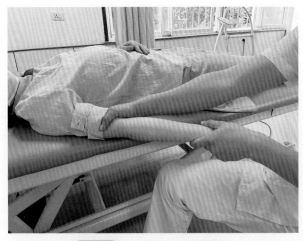

图 3-5　肱桡关节长轴牵引

　　患儿体位：仰卧位，肩稍外展，肘关节伸直至最大活动范围处，前臂旋后。

　　治疗师体位：站于外展上肢及躯干之间，一手握住肱骨远端，另一手握住前臂远端桡侧。

　　手法：一手固定肱骨，另一手沿桡骨长轴向远端牵拉。

　　(5)桡尺远端关节长轴牵引(图 3-6)：

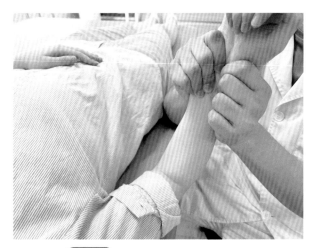

图 3-6　桡尺远端关节长轴牵引

　　患儿体位：仰卧位或坐位，肩稍外展，肘关节屈曲 90°，前臂旋后。

　　治疗师体位：站或坐于患侧，双手分别握住桡骨和尺骨的远端。

　　手法：一手固定，另一手将桡骨或尺骨沿长轴牵引。

2. 肘关节屈曲受限

　　(1)滑动运动：

　　1)肱尺关节滑动(图 3-7)：

　　患儿体位：仰卧位，肩稍外展，肘关节伸出床边缘并放松。

　　治疗师体位：一手固定肱骨，另一手的鱼际及其余四指握住尺骨近端。

手法:沿着尺骨长轴牵引。

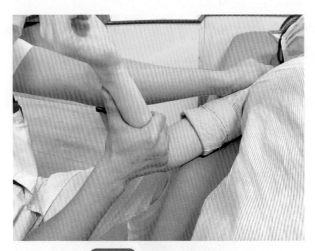

图 3-7　肱尺关节滑动

2)肱桡关节滑动(图 3-8):

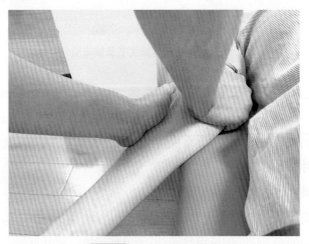

图 3-8　肱桡关节滑动

患儿体位:仰卧位,肩稍外展,肘关节伸出床边缘并放松。

治疗师体位:一手固定肱骨,另一手的鱼际及其余四指握住桡骨近端。

手法:沿着桡骨长轴牵引。

3)桡骨的掌侧滑动(图3-9):

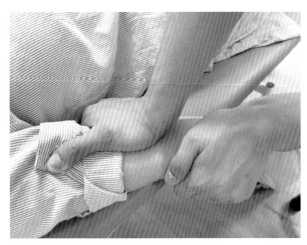

图 3-9 **桡骨的掌侧滑动**

患儿体位:仰卧位或坐位,肘关节伸直,前臂旋后。

治疗师体位:一手在患肢内侧面固定肱骨,另一手的手掌置于桡骨头的掌面,手指置于桡骨头背面。

手法:用手指将桡骨头向掌侧推。

(2)屈肘摆动(图3-10):

患儿体位:仰卧位或坐位,肩稍外展,肘关节屈曲,前臂旋前或旋后。

治疗师体位:一手固定肘窝,另一手握住前臂远端。

手法:将前臂稍做长轴后牵引后再屈曲肘关节。

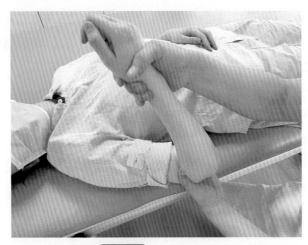

图 3-10　屈肘摆动

（3）动态关节松动（图 3-11）：

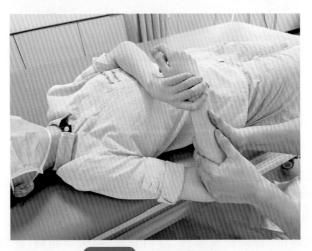

图 3-11　动态关节松动

患儿体位：仰卧位，肘关节屈曲，前臂处于中立位，健侧手握住患侧腕关节。

治疗师体位：两手握住前臂近端，大拇指握住背侧，其余手指握住掌侧。

手法：治疗师施加与前臂成45°角的松动力量，同时嘱患儿在健侧手的帮助下做屈肘动作。

3. 肘关节伸直受限

（1）桡骨的背侧滑动（图 3-12）：

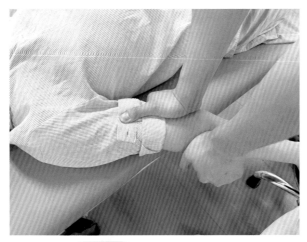

图 3-12　桡骨的背侧滑动

患儿体位：仰卧位或坐位，肘关节伸直，前臂旋后。

治疗师体位：位于患肢内侧，一手固定肱骨，另一手的手掌置于桡骨头的掌面，手指置于桡骨头背面。

手法：用手掌将桡骨头向背侧推。

（2）摆动运动：

1）伸肘摆动（图 3-13）：

患儿体位：仰卧位或坐位，肩稍外展，前臂旋后。

治疗师体位：位于患肢外侧，一手位于肘窝固定，另一手握住前臂远端。

手法：在伸肘活动受限的终点摆动前臂。

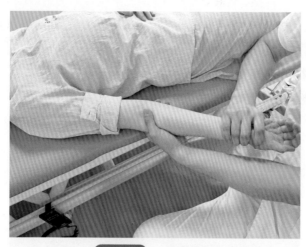

图 3-13 伸肘摆动

2) 侧方摆动（图 3-14）：

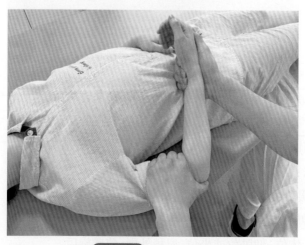

图 3-14 侧方摆动

患儿体位:仰卧位或坐位,肩稍外展,肘关节屈曲,前臂中立位。

治疗师体位:位于患肢外侧,一手位于肱骨远端内侧固定,另一手握住前臂远端桡侧及腕部。

手法:将前臂向尺侧摆动。

(3)动态关节松动(图 3-15):

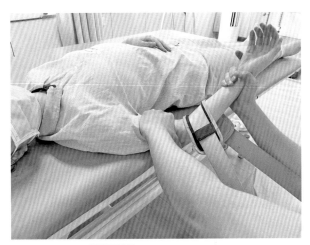

图 3-15 动态关节松动

患儿体位:仰卧位,前臂旋后。

治疗师体位:一手位于肱骨远端桡侧固定,将治疗带置于尺骨近端,另一手握住前臂远端桡侧。

手法:治疗师通过治疗带施加松动力量,向桡侧滑动尺骨,同时嘱患儿做伸肘。

4. 前臂旋转受限

(1)滑动运动:

1)近端桡尺关节的背侧或掌侧滑动(图 3-16):

患儿体位:仰卧位或坐位,肘关节稍屈曲,前臂旋前。

治疗师体位:一手环绕前臂内侧固定桡骨头部,另一手的手掌环绕尺骨,手指在背侧,手掌在掌侧。

　　手法:用手指将桡骨头向背侧滑动,增加前臂旋前活动;用手掌将桡骨头向掌侧推,增加旋后活动度。

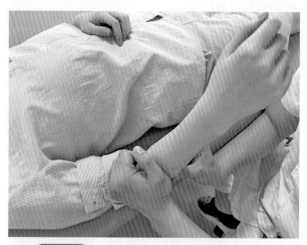

图 3-16　近端桡尺关节的背侧或掌侧滑动

2)远端桡骨绕尺骨滑动(图 3-17):

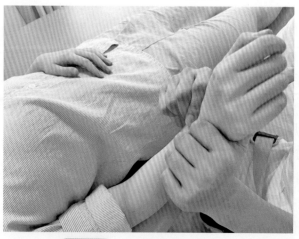

图 3-17　远端桡骨绕尺骨滑动

患儿体位：仰卧位或坐位，肘关节稍屈曲，前臂旋前。

治疗师体位：两手握住前臂远端，一手固定尺骨，另一手握住桡骨。

手法：用手指将桡骨头从前往后滑动，增加前臂旋前活动。

(2) 前臂转动运动（图 3-18）：

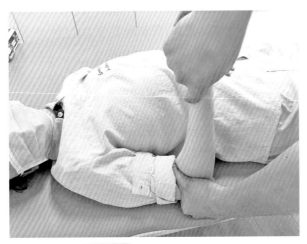

图 3-18　　前臂转动运动

患儿体位：仰卧位或坐位，屈肘 90°，前臂中立位。

治疗师体位：站或坐在患侧，一手握住肱骨远端，另一手握住前臂远端掌侧。

手法：一手固定肱骨，另一手将前臂旋前或旋后摆动。

四、腕关节术后的康复治疗——骨关节粘连导致的关节活动受限

腕关节的关节松动术以静态为主，建议治疗师在实施时以 Maitland 关节松动术Ⅲ~Ⅳ级手法为宜，每关节 10~15 分钟，每天进行 1~2 次。临床上腕关节术后活动受限的儿童较少。

（一）腕关节关节间隙狭窄——桡腕关节分离牵引

患儿体位：坐位，前臂旋前放在治疗床上，腕关节中立位。

治疗师体位：一手握住患儿前臂远端固定，另一手握住腕关节的近排腕骨处。

手法：握住腕关节的手向远端牵拉腕骨。

（二）腕关节掌屈受限——桡腕关节后前向滑动

患儿体位：坐位，屈肘 90°，前臂和腕关节中立位。

治疗师体位：一手握住近排腕骨掌侧固定，另一手握住前臂远端桡侧背面。

手法：向掌侧推动桡骨。

（三）腕关节背伸受限——桡腕关节前后向滑动

患儿体位：坐位，前臂和腕关节中立位。

治疗师体位：一手握住近排腕骨掌侧固定，另一手握住前臂远端桡侧。

手法：向背侧推动桡骨。

（四）腕关节尺偏受限——桡腕关节尺侧滑动

患儿体位：坐位，伸肘，前臂置于治疗床上，腕关节中立位。

治疗师体位：一手固定前臂远端，另一手握住近排腕骨桡侧。

手法：向尺侧推动。

（五）腕关节桡偏受限——桡腕关节桡侧滑动

患儿体位：坐位，肩关节外展，内旋，伸肘，前臂旋前或旋后位，腕关节中立位。

治疗师体位：一手固定前臂远端，另一手握住近排腕骨尺侧。

手法：向桡侧推动。

五、髋关节术后的康复治疗

视频3-3

(一) 软组织挛缩导致的关节活动受限

1. 髋关节屈曲及外旋受限（视频 3-3）

（1）松解髋关节屈曲及外旋受限主要挛缩肌肉：

松解肌群：臀大肌及腘绳肌。

患儿体位：俯卧于治疗床。

治疗师体位：站于患侧，尽量用自身体重发力，避免受力不均。

手法：用掌根和手肘，或借助筋膜枪、泡沫轴，放于肌肉最紧张处，感受有无挛缩和触发疼痛点，发力按入，在中浅层顺肌肉走向不断梳理，直到肌肉放松。

（2）牵伸髋关节屈曲及外旋受限主要挛缩肌肉：

1）牵伸肌群：臀部肌群（图 3-19）。

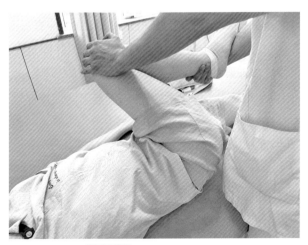

图 3-19 牵伸臀部肌群

患儿体位：平卧于治疗床上，患肢向内，屈髋屈膝。

治疗师体位：站于患肢侧下方，双手扶住大腿外侧及小腿。

手法：将患儿大腿向内及前上方拉伸。

2）牵伸肌群：大腿后侧肌群（图 3-20）。

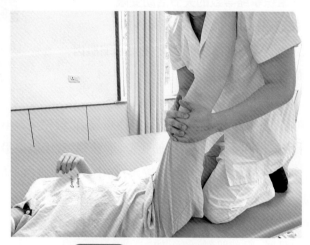

图 3-20   牵伸大腿后侧肌群

患儿体位：仰卧在垫子上，患肢屈髋、屈膝，健侧伸直。

治疗师体位：跪在床上，用双腿控制患儿健侧并固定在双腿中，双手扶住患侧膝关节和踝关节。

手法：固定患儿大腿，并将膝关节伸直，若想增加拉伸效果，可将大腿在开始阶段靠近胸部。

2. 髋关节伸直及内旋受限

（1）松解髋关节伸直及内旋受限主要挛缩肌肉：

松解肌群：髂腰肌及股四头肌。

患儿体位：仰卧于治疗床。

治疗师体位：站于患侧，尽量用自身体重发力，避免受力不均。

手法：用掌根和手肘，或借助筋膜枪、泡沫轴，放于肌肉最紧张处，感受有无挛缩和触发疼痛点，发力按入，在中浅层顺肌肉走向不断梳理，直到肌肉放松。

(2)牵伸髋关节伸直及内旋受限主要挛缩肌肉：

1)牵伸肌群：大腿前侧肌群(图 3-21)。

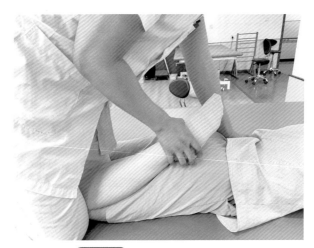

图 3-21　**牵伸大腿前侧肌群**

患儿体位：俯卧在垫子上，患肢屈膝关节，健侧伸直。

治疗师体位：跪在垫子上，将患儿患侧放在双膝中间固定，一手按住健侧骨盆作固定，另一手扶住患侧踝关节。

手法：将患儿小腿向前下方推使小腿靠向大腿后侧(膝关节屈曲)。

2)牵伸肌群：髂腰肌(图 3-22)。

患儿体位：俯卧在治疗床上，双腿伸直。

治疗师体位：站在患儿患侧，一手按住患侧骨盆，固定骨盆使其平行贴于垫上，另一手扶于患侧大腿前面。

手法：将患儿下肢向上抬起。

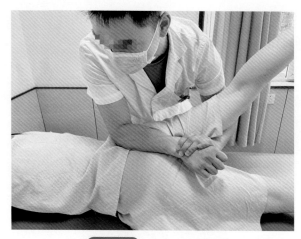

图 3-22 牵拉髂腰肌

3. 髋关节内收受限

（1）松解髋关节内收受限主要挛缩肌肉：

松解肌群：阔筋膜张肌。

患儿体位：俯卧于治疗床。

治疗师体位：站于患侧，尽量用自身体重发力，避免受力不均。

手法：用掌根和手肘，或借助筋膜枪、泡沫轴，放于肌肉最紧张处，感受有无挛缩和触发疼痛点，发力按入，在中浅层顺肌肉走向不断梳理，直到肌肉放松。

（2）牵伸髋关节内收受限主要挛缩肌肉：

牵伸肌群：阔筋膜张肌（图 3-23）

患儿体位：平躺于垫上，健侧伸直，患肢屈髋屈膝，患侧脚放在健侧膝外。

治疗师体位：跪于患儿患侧，一手放在患侧膝上，另一只手固定患侧骨盆。

手法：将患儿患侧膝压向健侧下方，保持骨盆不动，患侧臀贴紧床面。

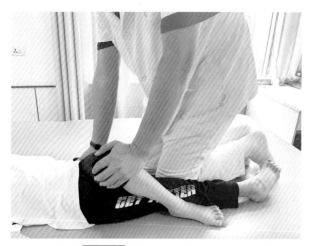

图 3-23 牵拉阔筋膜张肌

(二) 骨关节粘连导致的关节活动受限

同本章第一节肘关节及前臂术后的康复治疗相关内容所述,建议治疗师在实施髋关节静态关节松动术时以 Maitland 关节松动术Ⅲ~Ⅳ级手法为宜,实施动态关节松动术时以操作关节的邻近关节不产生代偿动作的强度为宜。建议先采取静态关节松动术进行治疗以降低儿童对该治疗的抵触心理,若儿童可以主动配合,再施以动态关节松动术进行系统干预。每次操作时长根据儿童耐受情况适时调整,推荐时长为每关节 10~15 分钟,每天进行 1~2 次。

1. 髋关节关节间隙狭窄

牵引运动:

(1)分离牵引(图 3-24):

患儿体位:屈髋屈膝。

治疗师体位:双手环抱股骨髁上部位。

手法:治疗师身体后仰,向尾端方向牵拉。

(2)长轴牵引(图 3-25):

患儿体位:髋关节休息位。

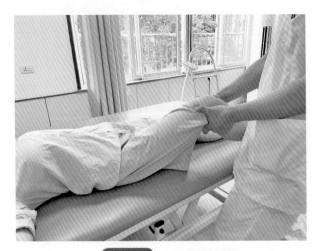

图 3-24　分离牵引

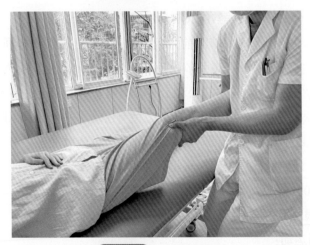

图 3-25　长轴牵引

治疗师体位：双手握住大腿远端，将小腿夹在内侧上肢与躯干中间。

手法：治疗师身体后仰，牵拉患者下肢，做长轴牵引。

2. 髋关节屈曲及外旋受限

(1) 滑动运动（图 3-26）：

患儿体位：仰卧位。

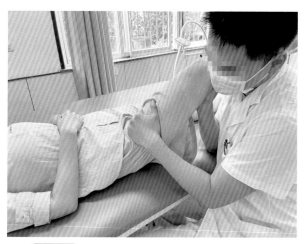

图 3-26　髋关节屈曲及外旋受限的滑动运动

治疗师体位：上方手掌放于大腿近端前外侧，下方手放于腘窝内侧。

手法：治疗师下方手将大腿托起，上方手不动，借助身体及上肢力量将股骨向背侧推动。

(2)转动运动(图 3-27)：

患儿体位：仰卧位，患肢屈髋屈膝，健侧下肢伸直。

治疗师体位：上方手在膝关节上，下方手托住小腿。

手法：治疗师上身前倾，双手同时将大腿向腹侧摆动。

(3)动态关节松动(图 3-28)：

患儿体位：仰卧位，患肢屈髋屈膝，健侧下肢伸直。

治疗师体位：立于患儿患侧，关松治疗带放在大腿近端，拉力向股骨颈延长线方向，带动股骨向外滑动，双手抱于关松带上方，固定大腿。

手法：患儿主动屈曲髋关节，并在治疗师的引导下，规律重复运动。

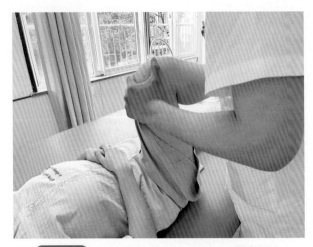

图 3-27　髋关节屈曲及外旋受限的转动运动

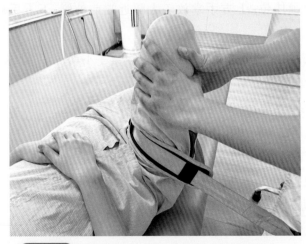

图 3-28　髋关节屈曲及外旋受限的动态关节松动

3. 髋关节伸直及内旋受限

（1）滑动运动（图 3-29）：

1）健侧卧位：

患儿体位：患肢膝下放置枕头使患侧水平摆放，不产生内旋。

治疗师体位：一手握住髂前上棘固定骨盆，另一手放在大转子后面，施加向前的推力。

手法：固定骨盆使其不移动，并施加使股骨向前滑动的力。

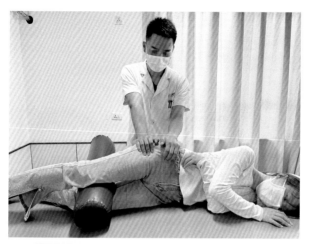

图 3-29　髋关节伸直及内旋受限的滑动运动

2）俯卧位：

患儿体位：患肢髋关节放松位摆放。

治疗师体位：一手扶住患儿患侧股骨内外髁处，一手放于大转子后，施加向下的力。

手法：固定骨盆使其不移动，并施加使股骨向前滑动的力。

（2）转动运动（图 3-30）：

患儿体位：俯卧位，髋关节放松位摆放。

治疗师体位：站于患儿患侧，一手扶住患儿患侧膝，另一手固定骨盆。

手法：向上抬起患儿患肢，使患肢上下移动。

（3）动态关节松动（图 3-31）：

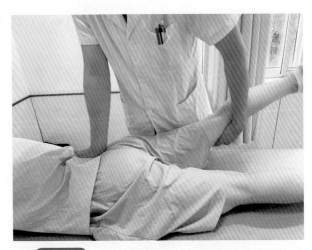

图 3-30   髋关节伸直及内旋受限的转动运动

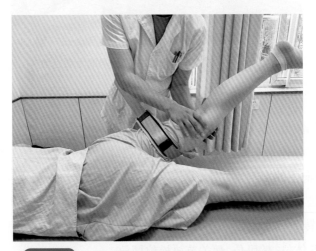

图 3-31   髋关节伸直及内旋受限的动态关节松动

患儿体位：俯卧位，患肢伸直放松，健侧下肢伸直。

治疗师体位：站于患儿患侧，关松带放在大腿近端，拉力向股骨颈延长线方向，带动股骨向外滑动，双手抱于关松带下方，大腿前侧，固定大腿。

手法：患儿主动伸展髋关节，并在治疗师的引导下，规律重复运动。

4. 髋关节外展受限

(1)滑动运动(图3-32):

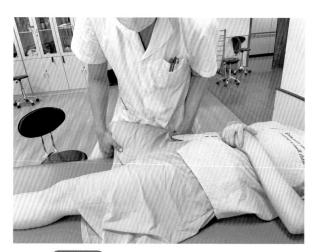

图 3-32　髋关节外展受限的滑动运动

患儿体位:仰卧位,髋关节放松位摆放。

治疗师体位:站于患儿患侧,一手扶于大转子外侧,一手扶于膝关节内侧。

手法:双手同时发力,使股骨向内下侧滑动。

(2)转动运动(图3-33):

患儿体位:仰卧位,患侧下肢屈膝,足放于对侧膝关节上,健侧下肢伸直。

治疗师体位:一手放在健侧骨盆,另一手放在患侧膝关节。

手法:一手固定骨盆,另一手将膝关节向下摆动。

(3)动态关节松动(图3-34):

患儿体位:站位,患侧轻微外展,膝关节伸直。

治疗师体位:站在患儿身后,关松带置于患儿踝上部位,单手扶住患儿骨盆。

手法：通过关松带施加使股骨向后滑动的力，尽可能使患儿产生远固定的外展动作，并持续加压。

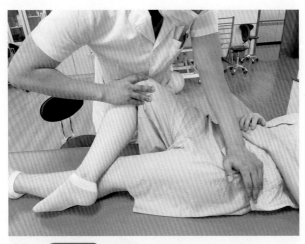

图 3-33 髋关节外展受限的转动运动

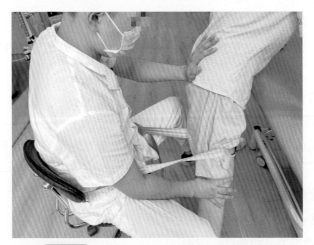

图 3-34 髋关节外展受限的动态关节松动

5. 髋关节内收受限

（1）滑动运动（图 3-35）：

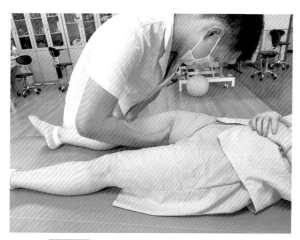

图 3-35 髋关节内收受限的滑动运动

患儿体位：仰卧位，髋关节放松位摆放。

治疗师体位：站于患儿患侧，一手扶于大腿内侧，另一手扶于膝关节外侧。

手法：双手同时发力，使股骨向外上方滑动。

（2）转动运动（图 3-36）：

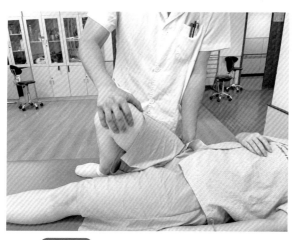

图 3-36 髋关节内收受限的转动运动

患儿体位：仰卧位，患肢屈膝，足放于床面，健侧下肢伸直。

治疗师体位：一手放在患侧骨盆，另一手放在患侧膝关节。

手法：一手固定骨盆，下方手将大腿朝对侧髋部方向摆动。

六、膝关节术后的康复治疗

（一）软组织挛缩导致的关节活动受限

1. 膝关节屈曲受限

（1）松解膝关节屈曲受限主要挛缩肌肉：

松解肌群：伸膝肌群，主要包括股四头肌。

患儿体位：仰卧位，双下肢伸直，可在松解侧膝关节下方垫一毛巾卷。

治疗师体位：面向患儿站在松解侧。

手法：治疗师双手环绕在患儿大腿的近端，若松解是右侧，则沿逆时针方向进行大范围地揉抚来松解右侧股骨周围肌肉；若松解侧是左侧，则沿顺时针方向进行。

（2）牵伸膝关节屈曲受限主要挛缩肌肉（图 3-37A、B）：

1）牵伸肌群：伸膝肌群，主要包括股四头肌。

2）患儿体位：

①若患儿屈膝活动度在 90°~135°，则患儿取俯卧位，牵伸侧下肢屈膝于床边，非牵伸侧下肢伸直。在牵伸侧大腿下垫一软枕，以防牵伸时髂前上棘和髌骨被挤压。

②若患儿屈膝活动度在 0°~90°，则患儿取坐位，屈髋 90°，小腿自然下垂于床的边缘。

3）治疗师体位：

①若患儿取俯卧位，治疗师则面向患儿站在牵伸侧，一手放在患儿臀部以固定骨盆，另一手握住内外踝处。

②若患儿取坐位，治疗师则面向患儿坐在牵伸侧，一手手放在大腿远端固定，另一手握住内外踝上方。

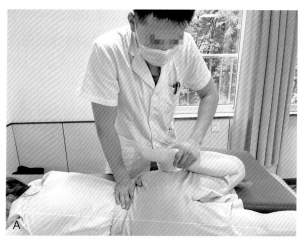

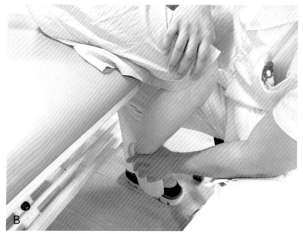

图 3-37　牵伸膝关节屈曲受限主要挛缩肌肉

4）手法：

①若患儿取俯卧位,治疗师一手固定骨盆,另一手使患儿被动屈膝至最大范围,每次牵伸保持30秒。牵伸时切忌动作过快或用力过大,以防引起伸膝肌群过度牵拉而导致膝关节损伤和肿胀。

②若患儿取坐位,治疗师一手固定大腿远端,另一手尽量向后推患儿小腿使膝关节屈曲至最大范围,每次牵伸保持30秒。

视频 3-4
膝关节伸直
受限的手法
治疗

2. 膝关节伸直受限（视频 3-4）

（1）松解膝关节伸直受限主要挛缩肌肉：

松解肌群：屈膝肌群，主要包括股二头肌、半腱肌、半膜肌。

患儿体位：俯卧位，可在松解侧大腿下方垫一软枕。

治疗师体位：面向患儿站在松解侧。

手法：治疗师先用示指指腹由深到浅，触诊屈膝肌群，感受有无挛缩和触发疼痛点，再用掌根或手肘用力按压肌肉最紧张处，在中浅层顺着肌肉走向不断梳理，直到肌肉放松。可借助筋膜枪、泡沫轴等帮助患儿放松肌肉。

（2）牵伸膝关节伸直受限主要挛缩肌肉（图 3-38）：

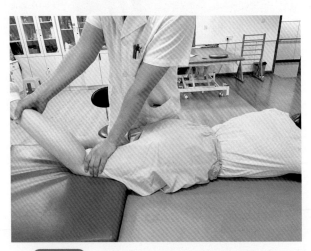

图 3-38　牵伸膝关节伸直受限主要挛缩肌肉

牵伸肌群：屈膝肌群，主要包括股二头肌、半腱肌、半膜肌。

患儿体位：俯卧位，牵伸侧下肢伸直，在患儿髌骨前垫一毛巾卷，以减少患儿髌骨挤压等不适。

治疗师体位：面向患儿站在牵伸侧，治疗师一手及前臂放在大腿后方,另一手握住患儿内外踝处。

手法:治疗师一手及前臂固定骨盆和股骨,另一手将患儿小腿缓慢地向下压至最大伸膝范围,每次牵伸保持30秒。

(二)骨关节粘连导致的关节活动受限

同本章第一节肘关节及前臂术后的康复治疗相关内容所述,建议治疗师在实施膝关节静态关节松动术时以 Maitland Ⅲ~Ⅳ级手法为宜,以操作关节的邻近关节不产生代偿动作的强度为宜。建议先采取静态关节松动术进行治疗,以降低儿童对该治疗的抵触心理,若儿童可以主动配合,再施以动态关节松动术进行系统干预。每次操作时长根据儿童耐受情况调整,推荐时长为每关节 10~15 分钟,每天进行1~2 次。

1. 膝关节间隙狭窄——胫股关节的分离运动(图 3-39)

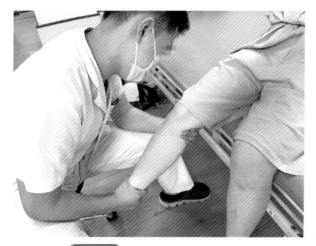

图 3-39 胫股关节的分离运动

患儿体位:坐位,屈髋 90°,小腿自然下垂。

治疗师体位:面向患儿坐在患侧,治疗师可一手垫在患儿大腿远端下面,另一手握住内外踝上方;亦可双手一起握住患儿内外踝上方。

手法:治疗师使患儿屈膝约 25°,单手或双手沿着胫骨长轴牵拉,以分离关节面。

2. 膝关节屈曲受限

(1)滑动运动:

1)胫股关节的前后滑动(图 3-40):

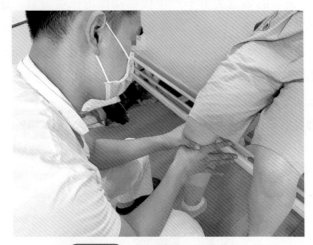

图 3-40　　胫股关节的前后滑动

患儿体位:坐位,屈髋 90°,小腿自然下垂。

治疗师体位:面向患儿坐在患侧,双手环绕小腿近端,两手拇指放在患儿胫骨粗隆处。

手法:治疗师双上肢伸直,身体微前倾,双手拇指将胫骨向后推。

2)髌股关节的向下滑动(图 3-41):

患儿体位:仰卧位,双下肢伸直;或坐位,屈髋 90°,小腿自然下垂。

治疗师体位:若患儿取仰卧位,治疗师面向患儿足部站在患侧,一手握住髌骨上缘,另一手加压;若患儿取坐位,治疗师面向患儿坐在患侧,治疗师一手握住髌骨上缘,另一手握住髌骨下缘。

　　手法:仰卧位下,治疗师双手将髌骨向足端滑动,方向平行于股骨;坐位下,治疗师嘱患儿主动屈膝,同时上方手推动髌骨向下滑动,下方手保持方向平行于股骨。

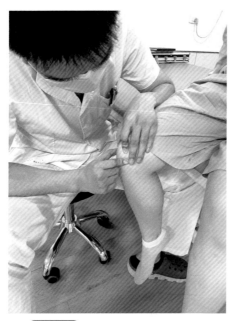

图 3-41　髌股关节的向下滑动

　　(2)胫股关节的动态关节松动(图 3-42):

　　患儿体位:俯卧位,大腿远端下垫一软枕。

　　治疗师体位:面向患儿站在患侧,治疗师一手握住患儿内外踝处,另一手固定大腿远端,治疗师腰上佩戴关节松动带,并绑在患儿的小腿近端前侧。

　　手法:治疗师一手固定患儿的内外踝,另一手固定大腿远端,用身体的力量借助关节松动带持续带动胫骨向后滑动。

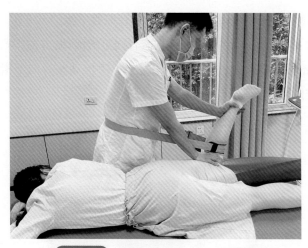

图 3-42　　胫股关节的动态关节松动

（3）胫股关节的屈曲摆动（图 3-43）：

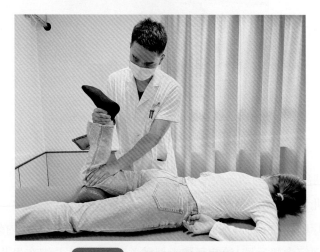

图 3-43　　胫股关节的屈曲摆动

患儿体位：俯卧位，大腿下方垫一软枕。

治疗师体位：面向患儿站在患侧，治疗师一手握住患侧内外踝处，另一手固定大腿远端。

手法:治疗师用握住患侧内外踝的手将患儿小腿稍向远端牵引,同时将小腿向大腿方向摆动。

3. 膝关节伸直受限

(1)滑动运动:

1)胫股关节的前后滑动(图 3-44):

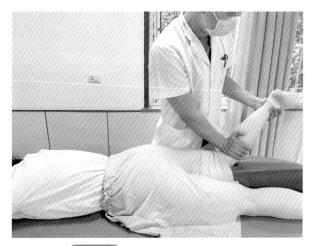

图 3-44　胫股关节的前后滑动

患儿体位:俯卧位,大腿远端下垫一软枕。

治疗师体位:面向患儿站在患侧,一手握住患侧内外踝处,另一手掌根放在胫骨近端的后侧面。

手法:治疗师上肢伸直,通过放在胫骨近端后侧的手,推动胫骨向前滑动。

2)胫股关节的向外滑动(图 3-45):

患儿体位:仰卧位,膝下垫一毛巾卷。

治疗师体位:面向患儿站在患侧,一手握住患侧内外踝处,另一手掌根放在胫骨近端的内侧面。

手法:治疗师上肢伸直,通过放在胫骨近端内侧的手,推动胫骨向外侧滑动。

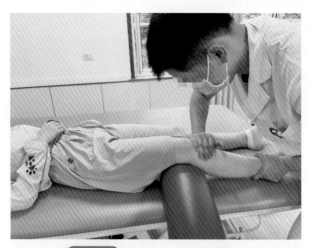

图 3-45 　胫股关节的向外滑动

3）髌股关节的向上滑动（图 3-46）：

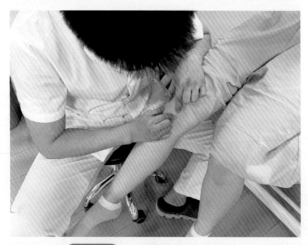

图 3-46 　髌股关节的向上滑动

患儿体位：仰卧位，双下肢伸直；或取坐位，屈髋 90°，小腿自然下垂。

治疗师体位:若患儿取仰卧位,治疗师面向患儿足部站在患侧。一手握住髌骨下缘,另一手加压;若患儿取坐位,治疗师面向患儿坐在患侧,治疗师一手握住髌骨上缘,另一手握住髌骨下缘。

手法:仰卧位下,治疗师双手将髌骨向头端滑动,方向平行于股骨;坐位下,治疗师嘱患儿主动伸膝,下方手推动髌骨向上滑动,上方手保持方向平行于股骨。

(2)胫股关节的动态关节松动(图 3-47):

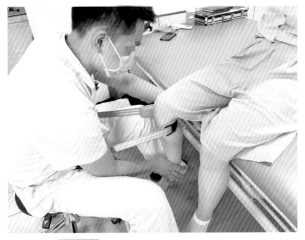

图 3-47　　胫股关节的动态关节松动

患儿体位:坐位或俯卧位,大腿远端下垫一软枕。

治疗师体位:面向患儿站在患侧,一手握住患侧内外踝处,另一手固定大腿远端,治疗师腰上佩戴关节松动带,并绑在患儿的小腿近端后侧。

手法:治疗师一手固定患儿的内外踝,另一手固定大腿远端,用身体的力量借助关节松动带持续带动胫骨向前滑动。

(3)胫股关节的伸直摆动(图 3-48):

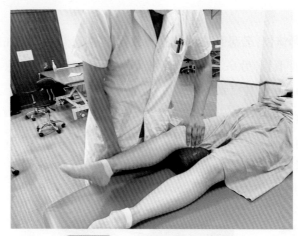

图 3-48　胫股关节的伸直摆动

患儿体位：仰卧位，膝下垫一毛巾卷。

治疗师体位：背对患儿站在患侧，治疗师将患侧下肢固定在上臂与躯干之间，另一手握住患侧内外踝处。

手法：治疗师双手向远端牵引患儿小腿，同时将小腿向上摆动。

4. 膝关节旋转受限——胫股关节的旋转摆动（图 3-49）

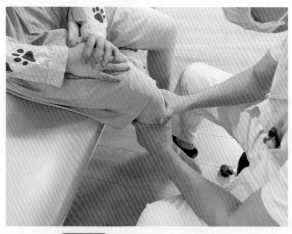

图 3-49　胫股关节的旋转摆动

患儿体位：坐位，屈髋 90°，小腿自然下垂。

治疗师体位：面向患儿坐在患侧，双手握住小腿近端。

手法：治疗师嘱患儿或家长固定大腿远端，双手向下牵引患儿小腿，同时转动小腿。内旋受限时向内转动，外旋受限时向外转动。

七、踝关节术后的康复治疗

（一）软组织挛缩导致的关节活动受限——踝关节背屈受限

松解肌群：小腿三头肌。

患儿体位：俯卧位。

治疗师体位：站于患侧。

手法：用掌根和手肘，或借助筋膜枪、泡沫轴，放于肌肉最紧张处，感受有无挛缩和触发疼痛点，发力按入，在中浅层顺肌肉走向不断梳理，直到肌肉放松，尽量用自身体重发力，避免受力不均。

（二）骨关节粘连导致的关节活动受限

同本章第一节肘关节及前臂术后的康复治疗相关内容所述，建议治疗师在实施踝关节静态关节松动术时以 Maitland Ⅲ~Ⅳ级手法为宜，实施动态关节松动术时以操作关节的邻近关节不产生代偿动作的强度为宜。建议先采取静态关节松动术进行治疗，以降低患儿的抵触心理，若患儿可以主动配合，再施以动态关节松动术进行系统干预。操作时长根据患儿耐受情况调整，推荐时长为每关节 10~15 分钟，每天进行 1~2 次。

1. 踝关节关节间隙狭窄——距上关节的分离牵引（图 3-50）

患儿体位：坐位或平卧位。

治疗师体位：一手握住患者足跟部，另一手握住距骨及足前部。

手法：沿小腿方向进行长轴牵拉。

2. 踝关节背屈受限

（1）距上关节的前后滑动（图 3-51）：

患儿体位：坐位或仰卧位，足部露出床沿。

治疗师体位：一手固定小腿远端，另一手虎口卡住距骨。

手法：向下推动距骨。

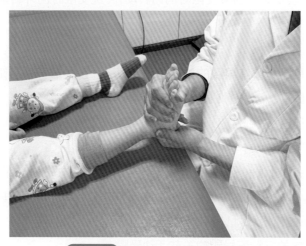

图 3-50　　距上关节的分离牵引

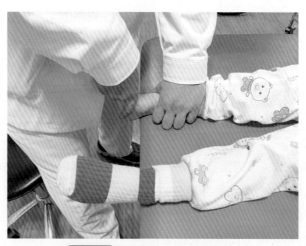

图 3-51　　距上关节的前后滑动

（2）动态关节松动（图 3-52）：

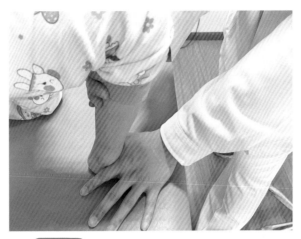

图 3-52 踝关节背屈受限的动态关节松动

患儿体位：患肢为单膝跪位。

治疗师体位：一手放在小腿后方，另一手虎口卡住距骨。

手法：治疗师嘱患儿向前压腿，同时放在小腿后方的手向前推动以帮助其完成背屈动作。

3. 踝关节跖屈受限

（1）滑动运动：

1）距上关节的后前滑动（图 3-53）：

患儿体位：俯卧位，足部露出床沿。

治疗师体位：一手固定小腿远端，另一手握住距骨。

手法：向下推动距骨。

2）距下关节的后前滑动（图 3-54）：

患儿体位：俯卧位，足部露出床沿。

治疗师体位：一手垫在小腿远端下，另一手握住跟骨。

手法：向下推动跟骨。

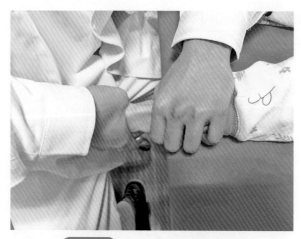

图 3-53 　　距上关节的后前滑动

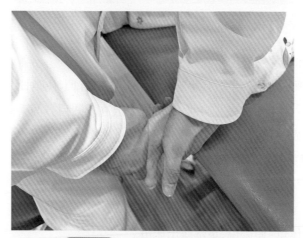

图 3-54 　　距下关节的后前滑动

（2）动态关节松动（图 3-55）：

患儿体位：患肢单膝跪位。

治疗师体位：一手放在小腿前方，另一手虎口卡住距骨。

手法：治疗师嘱患儿向后压腿，同时放在小腿前方的手向后推动以帮助其完成跖屈动作，可借助关松带协助完成。

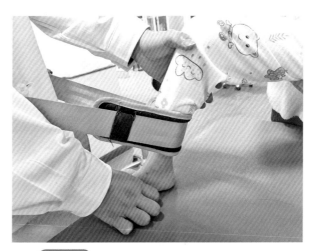

图 3-55　踝关节跖屈受限的动态关节松动

4. 踝关节内翻受限——距上关节向外侧滑动（图 3-56）

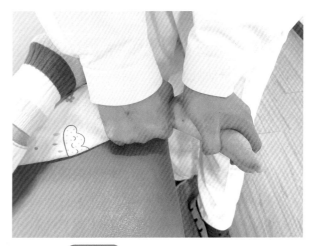

图 3-56　距上关节向外侧滑动

患儿体位：侧卧位，患肢在下。

治疗师体位：一手固定小腿远端，另一手掌根放在距骨上。

手法：用掌根向下推动距骨。

5. 踝关节外翻受限——距上关节向内侧滑动（图 3-57）

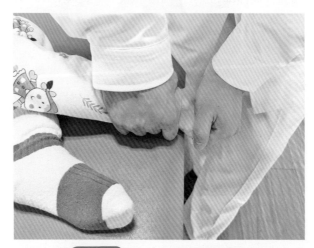

图 3-57　距上关节向内侧滑动

患儿体位：侧卧位，患肢在上。

治疗师体位：一手固定小腿远端，另一手掌根放在距骨上。

手法：用掌根向下推动距骨。

八、儿童骨折术后的居家功能锻炼

（一）肱骨髁上骨折

1. 第一阶段——保护期（术后 2 周内）　此阶段患儿刚完成手术，肘部制动，外固定使腕和肩活动不便，如果长期顺应固定不活动，会引起腕和肩的关节僵硬。此阶段主要康复目的是保护性制动，控制疼痛和水肿，维持肩、腕关节的主动活动度，在安全范围内达到最大活动角度，预防肌肉萎缩、关节粘连，减少感染风险，防止并发症[13]。

（1）伸指握拳训练：中立位，进行伸指握拳训练，10~15 个 / 组，4~5 组 /d。

（2）腕关节掌屈训练：前臂旋前位，在腕关节处垫泡沫轴，做掌屈动作,10~15 个 / 组,4~5 组 /d。

(3)腕关节背伸训练:前臂旋前位,在腕关节处垫泡沫轴,做背伸动作,10~15 个 / 组,4~5 组 /d。

(4)腕关节尺偏训练:前臂旋前位,做尺偏动作,10~15 个 / 组,4~5 组 /d。

(5)腕关节桡偏训练:前臂旋前位,做桡偏动作,10~15 个 / 组,4~5 组 /d。

(6)腕关节环转训练:前臂旋前位,做环转动作,需要在健侧手的辅助下进行,10~15 个 / 组,4~5 组 /d。

(7)肩关节前屈训练:选择站立位或坐位,缓慢进行肩关节前屈,10~15 个 / 组,4~5 组 /d。

(8)肩关节后伸训练:选择站立位或坐位,缓慢进行肩关节后伸,10~15 个 / 组,4~5 组 /d。

(9)肩关节外展训练:选择站立位或坐位,缓慢进行肩关节外展,10~15 个 / 组,4~5 组 /d。

(10)肩关节水平外展训练:选择站立位或坐位,缓慢进行肩关节水平外展,10~15 个 / 组,4~5 组 /d。

(11)主动屈曲肘关节训练:有内固定的患儿,可以做小幅度的主动或助动屈曲肘关节,10~15 个 / 组,2~3 组 /d。

2. 第二阶段——纤维形成期或骨折稳定期(术后 3~8 周) 此阶段患儿大多可以取掉外固定夹板,通常伴有水肿,肌力耐力与关节活动度已经部分恢复。此阶段主要目的是在无痛范围内使肘关节和前臂达到最大限度主动活动范围,控制炎症和水肿,减少瘢痕粘连,增强患侧上肢的肌力,能用患肢完成轻度活动[13]。

(1)主动或助动的前臂旋前训练:健手辅助下,进行前臂旋前训练,逐渐过渡到主动前臂前旋,10~12 个 / 组,2~3 组 /d。

(2)主动或助动的前臂旋后训练:健手辅助下,进行前臂旋后训练,逐渐过渡到主动前臂后旋,10~12 个 / 组,2~3 组 /d。

(3)前臂旋前下的腕关节掌屈抗阻训练:在前臂旋前时,手持重物,做掌屈,10~15 个 / 组,3~5 组 /d。

(4)前臂旋前下的腕关节背伸抗阻训练(图 3-58):在前臂旋前时,手持重物,做背伸,10~15 个 / 组,3~5 组 /d。

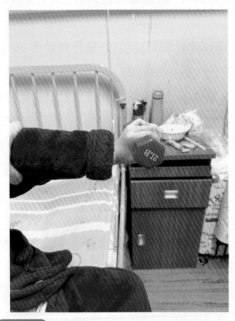

图 3-58 前臂旋前下的腕关节背伸抗阻训练

(5)前臂旋后下的腕关节背伸抗阻训练:在前臂旋后时,手持重物,做背伸,10~15 个 / 组,3~5 组 /d。

(6)前臂旋后下的腕关节掌屈抗阻训练(图 3-59):在前臂旋后时,手持重物,做掌屈,10~15 个 / 组,3~5 组 /d。

(7)主动辅助下的肘关节屈曲训练:健手辅助下,主动屈曲肘关节,10~15 个 / 组,3~5 组 /d。

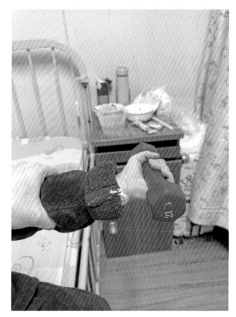

图 3-59　前臂旋后下的腕关节掌屈抗阻训练

3. 第三阶段——骨折愈合期(术后第 9 周 ~6 个月)　本期主要目的是恢复患肢肩、肘、腕关节全范围主动活动度,进一步增强肌力和耐力,恢复一切日常生活活动、学习活动和休闲娱乐活动能力[13]。

(1)前臂旋前力量训练:双手握弹力棒,掌心朝上,用力使弹力棒弯曲,10~15 个 / 组,3~5 组 /d。

(2)前臂旋后力量训练:双手握弹力棒,掌心朝下,用力使弹力棒弯曲,10~15 个 / 组,3~5 组 /d。

(3)肘关节屈曲抗阻训练:掌心朝上,手握弹力绳,屈曲肘关节,10~15 个 / 组,3~5 组 /d。

(4)肘关节伸展抗阻训练:掌心朝上,手握弹力绳,伸展肘关节,10~15 个 / 组,3~5 组 /d。

(5)胸前抛接球训练:站立位,家长与患儿进行抛接球训练,10~15

个 / 组,3~5 组 /d。

(6)过头顶抛接球训练:站立位,家长与患儿进行高抛接球训练,10~15 个 / 组,3~5 组 /d。

(7)挥拍运动:面对墙站立,对着墙挥拍,可用乒乓球进行练习。

(8)放松地坐在座椅上,将手放在大腿上,手腕自然下垂,掌心向下,手握哑铃或注满水的水杯,做弯举,动作要缓慢有控制,每组 10 次,组间休息 30 秒,可连做两组。

(9)弹力带抗阻训练:肩部放松,屈肘置于体侧,前臂内旋,掌心向下,将弹力带缠绕在患侧手掌,稍拉直后用力旋转前臂至掌心向上,保持数秒后再缓慢旋转回初始位,每组 10 次,组间休息 30 秒,可连做两组。

(10)进阶前臂旋转抗阻训练:可选用小工具锤,从直立位缓慢旋转前臂至工具锤横置,再缓慢回到直立位,若下放或回到直立过程中出现疼痛,可用健侧手在下方做减重辅助,每组 10 次,组间休息 30 秒,可连做两组。

(11)弹力棒模拟拧毛巾动作:双肘伸直,患侧手握住弹力棒不动,健侧手缓慢扭转弹力棒,患侧手在手腕不产生活动的情况下做等长收缩,对抗弹力棒产生的张力,每组 10 次,组间休息 30 秒,可连做两组。

(二)桡骨远端骨折

桡骨远端骨折是前臂骨折中最为常见的一种,好发于 10~19 岁,多为高能量损伤[14]。桡骨远端骨折主要累及腕关节,因此最大限度地恢复腕关节功能,是桡骨远端骨折术后康复的关键[15]。

1. 第一阶段——保护期(术后 6 周内) 术后早期应进行手指屈伸活动。

(1)过头握空拳:将患侧手置于头顶,在可耐受的情况下,握空拳,在末端时维持 3~5 秒,12~15 个 / 组,3~5 组 /d,有利于促进血液回流,减少肿胀。

（2）握实拳：在可耐受的情况下，尽力握紧拳，在末端时维持 3~5 秒，12~15 个 / 组，3~5 组 /d。

（3）分指运动：尽力张开手指，在末端时维持 3~5 秒，12~15 个 / 组，3~5 组 /d。

（4）勾手指训练：勾手指，屈曲近端指间关节和远端指间关节，在末端时维持 5~10 秒，12~15 个 / 组，3~5 组 /d。

（5）尺偏训练：在无痛范围内，做尺偏，在末端时维持 3~5 秒，12~15 个 / 组，3~5 组 /d。

（6）牵伸训练：在无痛范围内，做掌屈，12~15 个 / 组，3~5 组 /d。

（7）腕背伸训练：在无痛范围内，做腕背伸，12~15 个 / 组，3~5 组 /d。

（8）中立位主动屈肘训练：拇指向上，屈肘，12~15 个 / 组，3~5 组 /d。

（9）肩关节屈曲抗阻训练：前臂中立位，患儿将健手置于上臂远端，施加阻力，屈曲肩关节，12~15 个 / 组，3~5 组 /d。

（10）肩关节后伸抗阻训练：前臂中立位，患儿将健手置于上臂远端，施加阻力，后伸肩关节，12~15 个 / 组，3~5 组 /d。

（11）肩关节外展抗阻训练：前臂中立位，患儿将健手置于上臂远端的外侧，施加阻力，外展肩关节，12~15 个 / 组，3~5 组 /d。

2. 第二阶段——稳定期（第 6~8 周）　此阶段可以去除外固定，进行早期康复。

（1）提高感觉功能：睁眼冷热感觉训练、闭眼辨别物体形状训练、闭眼辨别手指位置训练、捏橡皮泥。

（2）增加灵活性：打字、插木棒、下棋、打麻将、拧螺丝。

（3）改善活动度 / 肌力：拧毛巾、橡皮泥、弹力球、磨砂板、弹力带训练。

（4）肌腱滑动训练：尽量维持桡骨远端不动，做肌腱滑动训练，即掌指关节或近端指间关节的屈曲，12~15 个 / 组，3~5 组 /d。

（5）前臂旋前训练：大臂贴近身体，旋前，保持腕关节在中立位，

12~15 个 / 组,3~5 组 /d。

(6)前臂旋后训练:大臂贴近身体,旋后,保持腕关节在中立位,12~15 个 / 组,3~5 组 /d。

(7)腕关节掌屈训练:掌屈,12~15 个 / 组,3~5 组 /d。

(8)腕关节背伸训练:背伸,12~15 个 / 组,3~5 组 /d。

(9)尺偏训练:尺偏,12~15 个 / 组,3~5 组 /d。

(10)桡偏训练:桡偏,12~15 个 / 组,3~5 组 /d。

(11)主动环转训练:在不引起剧烈疼痛的情况下做环转训练,12~15 个 / 组,3~5 组 /d。

(12)拧毛巾训练:在可耐受的情况下,做拧毛巾训练,12~15 个 / 组,3~5 组 /d。

(13)打字训练:增加日常功能的训练,比如打字,每次 5 分钟,3~5 组 /d。

(14)写字训练:恢复写字等功能活动,可以让患儿写感兴趣的内容,增加训练的趣味性,每次 5 分钟,3~5 组 /d。

3. 第三阶段——骨折愈合期(8~12 周) 渐进式抗阻训练。

(1)抓握挤捏训练:手握一定重物,做抓握、挤、捏等动作,12~15 个 / 组,3~5 组 /d。

(2)指头训练:手握一定重物,做对指动作,12~15 个 / 组,3~5 组 /d。

(3)手推球训练:面向墙壁,手握一定重物,把球从下方推向上方,12~15 个 / 组,3~5 组 /d。

(4)前臂旋前训练:旋前,12~15 个 / 组,3~5 组 /d。

(5)前臂旋后训练:旋后,12~15 个 / 组,3~5 组 /d。

(6)前臂旋前体位下腕掌屈训练:手握一定重物,在前臂旋前时做腕掌屈,12~15 个 / 组,3~5 组 /d。

(7)前臂旋前体位下腕背伸训练:手握一定重物,在前臂旋前时做腕背伸,12~15 个 / 组,3~5 组 /d。

(8)前臂旋后体位下腕掌屈训练:手握一定重物,在前臂旋后时做腕掌屈,12~15 个 / 组,3~5 组 /d。

(9)前臂旋后体位下腕背伸训练:手握一定重物,在前臂旋后时做腕背伸,12~15 个 / 组,3~5 组 /d。

(10)弹力带复合训练:健手握住弹力带,在各方向做伸展训练,12~15 个 / 组,3~5 组 /d。

(11)震动训练:肘屈曲时,手握一定重物做震动训练,12~15 个 / 组,3~5 组 /d。

(12)祈祷式腕背伸训练:腕背伸,12~15 个 / 组,3~5 组 /d。

(13)祈祷式腕掌屈训练:腕掌屈,12~15 个 / 组,3~5 组 /d。

(三)腕管综合征

腕管综合征(carpal tunnel syndrome,CTS)是最常见的周围神经卡压性疾病,是正中神经穿过腕管处时受到周围组织卡压导致的正中神经支配区的疼痛或者感觉异常,主要为手掌桡侧三个半手指的麻木疼痛,夜间会加剧,长时间会导致手局部肌肉萎缩[16]。

1. 健康教育 患儿行为方式需要做出改变和调整,经常伸展手、腕,适当休息,避免过度劳损,防止加重局部炎症病变及渗出[17]。

2. 康复支具 固定于中立位可降低腕管内软组织周围压力,促进血液循环,从而减轻对正中神经的压迫,使早期轻中度患儿的临床症状得到改善。控制症状最有效的体位是中立位或休息位,但最利于手功能的体位是腕关节背伸 30°,症状较重的患儿适合中立位或休息位,症状较轻的可根据功能情况选择一定角度的背伸位[18]。

3. 肌腱滑动训练 手指伸展位,从近端掌指关节到远端指间关节屈曲,12~15 个 / 组,3~5 组 /d。

4. 对指训练 手指伸展位,拇指依次向其余四指对指,12~15 个 / 组,3~5 组 /d。

5. 分指训练 尽力张开手指,在末端时维持 3~5 秒,12~15 个 /

组,3~5 组 /d。

6. 分指抗阻训练 用橡皮筋套住五根手指,尽力张开手指,在末端时维持 3~5 秒,12~15 个 / 组,3~5 组 /d。

7. 抓握挤捏训练 手握小球,做抓握、挤、捏等动作,12~15 个 / 组,3~5 组 /d。

8. 弹力带手指屈曲训练 将弹力带的一端固定,用近端指间关节固定住弹力带另一端,屈曲近端指间关节拉动弹力带,12~15 个 / 组,3~5 组 /d。

9. 牵伸训练（图 3-60） 双手手掌相贴放于胸前,手指向下,腕关节向上运动,12~15 个 / 组,3~5 组 /d。

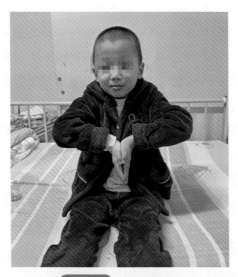

图 3-60   牵伸训练

10. 正中神经松动（图 3-61） 肩外展 120° 固定,肘关节缓慢伸展,掌心保持向上,手指指向地面,再将肘关节屈曲,12~15 个 / 组,3~5 组 /d。

11. 腕关节主动屈曲、伸展训练 前臂旋前,做腕屈曲、背伸,12~15 个 / 组,3~5 组 /d。

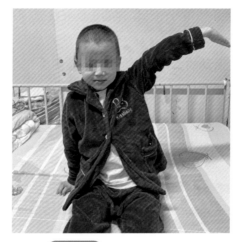

图 3-61 正中神经松动

12. 腕关节主动桡偏、尺偏训练 前臂旋前,做腕桡偏、尺偏, 12~15 个 / 组,3~5 组 /d。

13. 腕关节屈曲、伸展抗阻训练 手握一定重物,在前臂旋前时做 腕屈曲、背伸,12~15 个 / 组,3~5 组 /d。

14. 腕关节桡偏、尺偏抗阻训练 手握一定重物,在前臂中立位时 做腕桡偏、尺偏,12~15 个 / 组,3~5 组 /d。

(四) 家长应当如何配合

1. 懂得基本护理和训练技巧,若患儿无法独立完成治疗时,给予 帮助。

2. 提供基本的治疗和生活条件,鼓励患儿做力所能及的事。

3. 监督患儿参与康复治疗,及时对其进行鼓励和支持。

4. 了解患儿的病情、治疗以及预后情况。

5. 给予患儿心理支持,关怀激励患儿面对新生活。

(五) 居家康复的安全事项

1. 保证患儿的生命体征能够得到及时的监控

(1)活动前、中、后关注患儿的血压、心率、血糖等基础生命体征。

（2）活动前注意患儿身体及精神处于良好状态,不在疲劳状态下进行训练。

2. 保证家庭活动的负荷在患儿可接受范围内   若活动中患儿出现疼痛、喘气等不适症状,或其他突发情况,立即停止活动,就近到正规医院就诊。

3. 排查家庭环境中的危险因素

（1）患儿所处环境尽量光线充足、温度适宜。

（2）活动环境尽量宽敞,避免跌倒,防止磕碰。

4. 训练前准备活动

（1）热身:主被动活动前可先热敷,让身体做好准备,家中可用热水袋隔衣物热敷,用毛巾覆盖以保温。

（2）训练中可能出现的症状监控:

1）疼痛:患儿训练中应尽量避免疼痛,若出现疼痛,应暂停所有相关训练,若出现 3 分钟及以上持续且休息不缓解的疼痛,应及时咨询医生。

2）肿胀:训练强度过大时,可能会产生红肿热痛的炎症反应,患儿可用冰袋冰敷,并减少训练量至症状缓解。

3）酸痛:主动活动训练过程中,可能会产生肌肉酸痛,休息一晚第二日减缓,则训练强度适合,若酸痛延续,则减轻训练量,并做相应部位肌肉牵伸。

4）异响:训练过程中,请注意姿势正确,可以健侧为标准,若出现异响,及时调整训练姿势。

5. 辅具佩戴   辅具佩戴的原则为低强度、长时间,以有牵拉感,而不出现疼痛及其他难以忍受的不适为原则,尽量长时间佩戴。非夜间辅具,在白日清醒状态下佩戴[19]。

（肖农　刘玲　张鹏鹏　胡芮）

第二节　脊柱侧弯的康复治疗

一、脊柱侧弯概述

(一) 脊柱侧弯的特点

正常人的脊柱在正面(冠状面)上是呈一直线的,在侧面(矢状面)颈椎前凸、胸椎后凸、腰椎前凸、骶椎后凸。脊柱侧凸又称为脊柱侧弯,是脊柱的一个或多个节段在冠状面上偏离身体中线向侧方弯曲,形成一个带有弧度的脊柱,通常伴有脊柱的旋转和矢状面上生理弯曲的变化,同时胸廓、肋骨、骨盆也会随之变化,严重者会影响呼吸功能、心脏变位。青少年的脊柱发生了侧弯,就是青少年脊柱侧弯,以特发性脊柱侧弯多见[20]。

(二) 脊柱侧弯对青少年的影响[21]

1. 脊柱本身不平衡影响身高发育。

2. 躯干整体不平衡——负重力学改变容易引起腰背部疼痛、生活质量下降。

3. 侧弯压迫心肺——致其功能障碍,甚至衰竭。

4. 侧弯致外观畸形——自卑心理。

(三) 青少年脊柱侧弯的治疗方法[22]

1. 0°~10°　观察为主,可追加适当的姿势干预。

2. 10°~20°　手法治疗配合运动疗法,各节段分段治疗。

3. 20°~40°　支具治疗为主,辅助以手法治疗、运动疗法及物理因子治疗。

4. 40°以上　手术治疗为主,辅助以牵引治疗。

5. 全节段脊柱侧弯若是对患儿产生呼吸功能上的影响均可实施心肺训练。

二、脊柱侧弯的康复治疗

(一) 脊柱侧弯的牵伸

1. 单侧背肌牵伸(图 3-62)

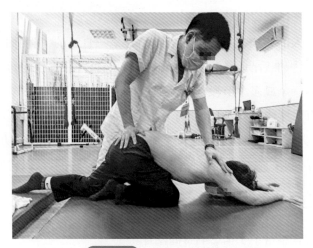

图 3-62　单侧背肌牵伸

治疗师体位：位于患者凹侧后方。

患者体位：俯卧位，凹侧屈髋屈膝置于腹部，双上肢上举伸展，凸侧下肢伸直。

方法：治疗师一手置于患者骨盆，一手置于凹侧肩胛肋下缘，同时发力[23]。

目的：牵伸患者凹侧紧张肌群。

2. 盘腿侧方伸展(图 3-63)

治疗师体位：站于患者身后，双手扶住患者躯干。

患者体位：双腿盘坐，躯干直立。

方法：凹侧上肢上举向凸侧发力，躯干始终保持中立位，治疗师辅助患者完成动作[22]。

目的：加强凸侧肌力，维持身体直立，主动牵伸凹侧高张力肌群。

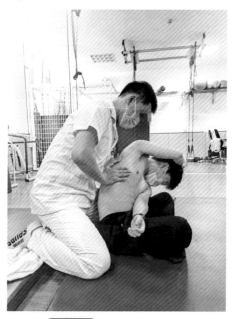

图 3-63　盘腿侧方伸展

（二）脊柱侧弯异常呼吸模式调整——常规旋转呼吸法（图 3-64）

治疗师体位：位于患者后侧。

患者体位：盘坐于地面或端坐于床边。

方法：治疗师双手分别扶于患者胸廓前下方及凹侧胸廓后上方，引导患者呼吸时胸廓朝接触面扩张，躯干保持直立[24]。

目的：改善患者因椎体旋转导致的异常呼吸模式。

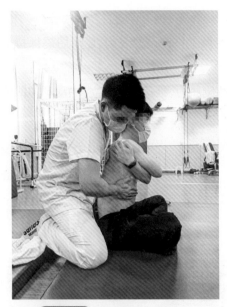

图 3-64 　常规旋转呼吸法

（三）脊柱侧弯异常运动模式纠正训练[25]（视频 3-5）

1. 侧方燕飞（图 3-65）

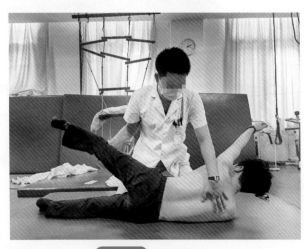

视频3-5
脊柱侧弯异
常运动模式
的纠正训练

图 3-65 　侧方燕飞

治疗师体位:站于患者前方,双手分别扶住患者上下肢近端。

患者体位:侧卧位凸侧朝上。

方法:患者向脊柱侧弯凸侧发力,使凸侧上下肢抬离床面保持稳定,头部紧贴凸侧上肢。

目的:加强凸侧肌力。

2. 同侧两点位支撑(图 3-66)

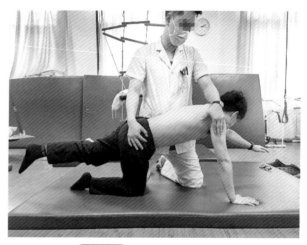

图 3-66　同侧两点位支撑

治疗师体位:位于患者凸侧。

患者体位:凹侧屈髋屈膝跪于床面且该侧手支撑。

方法:凸侧上下肢抬离床面,水平伸展,治疗师在凸侧给予患者支撑,使患者维持稳定。

目的:加强凸侧肌力及躯干稳定性。

3. 仰卧位对侧卷腹(图 3-67)

治疗师体位:位于患者凹侧。

患者体位:仰卧位。

方法:治疗师指引患者凸侧上肢伸展向凹侧下肢远端发力,凹侧下肢抬离床面,躯干略向凸侧偏移。

目的:纠正椎体旋转角度,加强脊柱前侧稳定性。

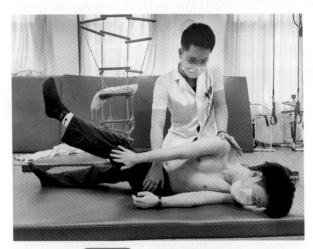

图 3-67　仰卧位对侧卷腹

4. 仰卧位同侧转体(图 3-68)

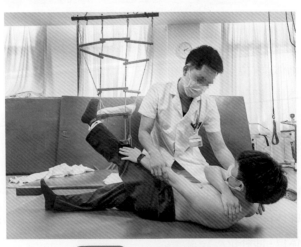

图 3-68　仰卧位同侧转体

治疗师体位：位于患者凹侧。

患者体位：仰卧位。

方法：治疗师指引患者凸侧上肢伸展向凸侧下肢远端发力，躯干朝凸侧旋转，凸侧下肢伸直抬离床面，旋转时，患者躯干始终处于中立位。

目的：加强凸侧肌力并纠正椎体旋转角度。

5. 侧身盘腿伸展（图 3-69）

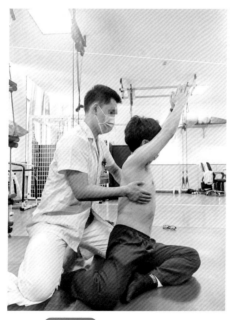

图 3-69　　侧身盘腿伸展

治疗师体位：位于患者后方。

患者体位：屈髋屈膝，侧身盘腿，下肢盘于凸侧。

方法：双上肢向上伸展，躯干始终位于中立位，患者感受凸侧发力及凹侧略有牵伸感。

目的：巩固脊柱正常体位下稳定性。

6. 盘腿侧屈（图 3-70）

治疗师体位：站于患者身后，双手扶住患者躯干。

患者体位：双腿盘坐，躯干直立。

方法：患者双手环抱于胸前，保持躯干直立向凸侧侧屈，治疗师辅助患者完成动作。

目的：加强功能位下凸侧肌力，维持身体直立。

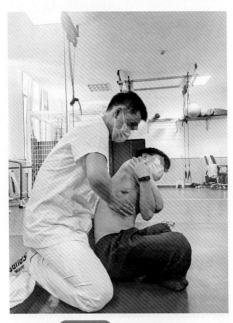

图 3-70　　盘腿侧屈

7. 俯卧位侧屈（图 3-71）

治疗师体位：位于患者凸侧后方。

患者体位：俯卧位，凹侧下肢屈髋屈膝，膝关节置于腹部，双上肢前伸。

方法：治疗师指引患者在该体位下向凸侧侧屈。

目的：加强凸侧肌力，且牵伸凹侧高张力肌群。

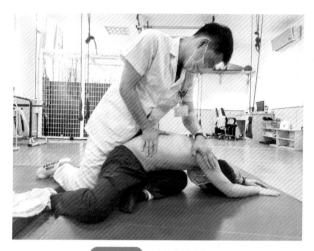

图 **3-71** 俯卧位侧屈

8. 俯卧位后伸侧屈（图 **3-72**）

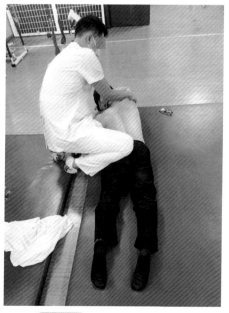

图 **3-72** 俯卧位后伸侧屈

治疗师体位：位于患者凸侧。

患者体位：标准俯卧位，双手抱头。

方法：治疗师辅助患者躯干后伸，患者上半身抬离床面并向凸侧侧屈。

目的：加强凸侧肌力。

9. 单侧燕飞（图 3-73）

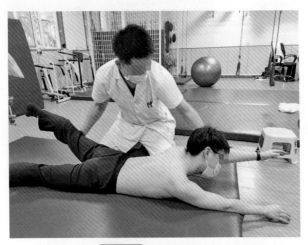

图 3-73　单侧燕飞

治疗师体位：位于患者凸侧。

患者体位：标准俯卧位，双手向前伸展。

方法：治疗师辅助患者凸侧上下肢抬离床面，躯干略向凸侧侧屈，头贴近凸侧上肢随其移动。

目的：加强凸侧肌力且提高正常体位下躯干稳定性。

（肖 农　刘 玲　张鹏鹏　袁广燊）

参考文献

［1］马小明, 楼跃. 儿童骨折流行病学及影响因素的研究进展 [J]. 中华临床医师杂志, 2012, 6 (10): 2724-2726.

［2］吕琼香. 小儿骨折护理 [J]. 中华现代护理学杂志, 2008, 5 (15): 1362-1364.

［3］季海萍. 儿童骨折的治疗特点 [J]. 山东医药, 1961 (2): 28.

［4］谢志勇, 谭为, 李旭. 儿童骨骺损伤的治疗及研究进展 [J]. 中华实用儿科临床杂志, 2016, 31 (11): 873-875.

［5］潘少川, 李承鑫. 实用小儿骨科学 [M]. 3 版. 北京: 人民卫生出版社, 2018.

［6］陈芊茜, 梁志敏, 庞第荣, 等. 骨折分期治疗的临床研究进展 [J]. 广西中医药, 2020, 43 (3): 58-61.

［7］关骅, 张光铂. 中国骨科康复学 [M]. 北京: 人民军医出版社, 2011.

［8］洪攀, 连仁浩, 唐欣, 等. 加速康复外科理念在儿童骨科中的应用和展望 [J]. 临床小儿外科杂志, 2019, 18 (12): 1072-1077.

［9］刘文军, 曹细武, 刘国庆. 物理因子促进骨折愈合的新进展 [J]. 中国医学物理学杂志, 2001, 18 (3): 189-191.

［10］廖世杰, 赵劲民, 丁晓飞. 儿童肱骨髁上骨折的分型与治疗进展 [J]. 中国矫形外科杂志, 2012, 20 (8): 714-716.

［11］燕铁斌. 物理治疗学 [M]. 2 版. 北京: 人民卫生出版社, 2013.

［12］JANJUA U. Physical therapy & maitland's manual joint mobilization techniques (grade Ⅱ & Ⅲ) are effective to manage the stage ⅰ adhesive capsulitis [J]. Interdisciplinary Journal of Contemporary Research in Business, 2011, 10: 23-24.

［13］HOUSHIAN S, MEHDI B, LARSEN MS. The epidemiology of elbow fracture in children: analysis of 355 fractures, with special reference to supracondylar humerus fractures [J]. Journal of Orthopaedic Science, 2001, 6 (4): 312-315.

［14］卢荟. 桡骨远端骨折治疗概述与进展 [J]. 2012 年浙江省手外科学暨显微外科学学术年会论文集, 2012: 265-266.

［15］李海旭, 周强. 桡骨远端骨折治疗研究进展 [J]. 现代医药卫生, 2015, 31 (24): 3747-3749.

［16］顾玉东. 腕管综合征与肘管综合征诊治中的有关问题 [J]. 中华手外科杂志, 2010, 26 (06): 321-323.

［17］吴容, 陈雅琴, 孟美珠, 等. 健康教育在手功能康复中的应用 [J]. 中华护理杂志,

2002, 37 (7): 514-516.

[18] 岳寿伟. 肌肉骨骼康复学 [M]. 3 版. 北京: 人民卫生出版社, 2018.

[19] 朱毅, 米立新. 康复治疗师临床工作指南——肌骨疾患康复治疗技术 [M]. 北京:
人民卫生出版社, 2019.

[20] 邱贵兴, 庄乾宇. 青少年特发性脊柱侧弯的流行病学研究进展 [J]. 中华医学杂志,
2006, 86 (11): 790-792.

[21] 吕琳怡, 胡梓骐. 儿童青少年脊柱侧弯的异常现状及影响因素 [J]. 医药卫生,
2022, 3: 3.

[22] 叶启彬. 脊柱侧弯的预防与治疗 [M]. 北京: 北京医科大学; 中国协和医科大
学联合出版社, 1993.

[23] 漆航. 运动联合健康教育对轻度脊柱侧弯小学生的干预性研究 [D]. 扬州大学,
2019.

[24] 吴文聪. 术前综合呼吸功能训练对脊柱侧弯手术患儿肺功能的影响 [J]. 健康
必读, 2019, 8: 19.

[25] 李同泽. 青少年特发性脊柱侧弯筛查及运动疗法干预研究 [D]. 云南师范大学,
2020.